U0268885

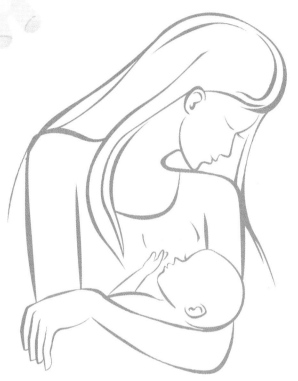

母乳喂养指导

人力资源社会保障部教材办公室　组织编写

韦莉萍　　王彩霞◎主编

中国劳动社会保障出版社

图书在版编目（CIP）数据

母乳喂养指导 / 韦莉萍，王彩霞主编. -- 北京：中国劳动社会保障出版社，2019
健康服务业职业技能培训系列教程
ISBN 978-7-5167-3847-4

Ⅰ.①母…　Ⅱ.①韦…②王…　Ⅲ.①母乳喂养 – 职业培训 – 教材　Ⅳ.① R174

中国版本图书馆 CIP 数据核字（2019）第 092793 号

中国劳动社会保障出版社出版发行

（北京市惠新东街 1 号　邮政编码：100029）

*

三河市华骏印务包装有限公司印刷装订　　新华书店经销

787 毫米 × 1092 毫米　16 开本　10 印张　152 千字

2019 年 6 月第 1 版　　2019 年 6 月第 1 次印刷

定价：32.00 元

读者服务部电话：（010）64929211/84209101/64921644

营销中心电话：（010）64962347

出版社网址：http：//www.class.com.cn

版权专有　　侵权必究

如有印装差错，请与本社联系调换：（010）81211666

我社将与版权执法机关配合，大力打击盗印、销售和使用盗版
图书活动，敬请广大读者协助举报，经查实将给予举报者奖励。

举报电话：〔010〕64954652

编 委 会

主　任：韦莉萍

副主任：上官辉　李　宏　吕永恒

编委会成员（按姓氏笔画排序）：

上官辉　王　诚　王彩霞　韦莉萍

石　海　刘大川　吕永恒　李　宏

汪初求　陈立明　曹天生　黄正明

本书编审人员

主　编：韦莉萍　王彩霞

副主编：李爱斌　彭　萍

编　者（按姓氏笔画排序）：

马献军　石　海　刘晓荣

陈文芳　肖劲松　周俊亮

徐雁贞　唐记华　曾語竫

主　审：吕永恒

内 容 简 介

　　《母乳喂养指导》全面系统论述了母乳喂养的基础理论知识、中医知识和现代护理技术与应用，为不同类型体质的人群提供了不同的食谱及药膳，并以中医的脏腑、经络理论为基础，结合解剖学，图解手法技巧，达到让读者掌握母乳喂养技能的目的。同时，本教程还关注了孕产妇常见的心理问题。全书既有翔实的理论知识，又涵盖了中西医的各项技能，是一本融传统与现代、中医与西医、知识与技能为一体的实用性教程。

　　本教程力求体现"以职业活动为导向，以岗位技能为核心"的指导思想，内容充分突出"专业、规范、全面、操作性强、高效实用"的职业培训特点，让培训机构、从业人员使用后能切实提高行业服务水平、提高企业和个人竞争力、提升从业人员专业素养。

　　本教程作为健康服务业职业技能培训系列教程之一，旨在为社会培养具备母乳喂养相关基本理论知识和操作技能的健康服务从业人员。本教程可作为母乳喂养培训机构、社区卫生服务中心、妇幼保健中心、月子会所、产后康复中心以及月嫂、母乳喂养指导人员等相关机构和人员学习工作的指导教程，也可作为孕产妇学习了解母乳喂养知识的参考书。

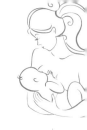

前　言

　　2016年，中共中央、国务院印发《"健康中国2030"规划纲要》，纲要中明确提出了普及健康生活、加强健康教育、优化健康服务、建设健康环境、发展健康产业等发展方向。国务院《关于促进健康服务业发展的若干意见》中指出："建立健全健康服务业从业人员继续教育制度。各地要把发展健康服务业与落实各项就业创业扶持政策紧密结合起来，充分发挥健康服务业吸纳就业的作用"。在此大背景下，人力资源社会保障部教材办公室组织编写了《母乳喂养指导》《产后康复指导》《小儿推拿实用教程》等健康服务业职业技能培训系列教程，为各地健康服务业培训机构和从事相关职业的就业、创业人员提供理论和技能指导。

　　随着社会经济的发展和人口素质的提高，以及世界卫生组织"促进母乳喂养成功的十点措施"的不断倡导，越来越多的人意识到了母乳喂养的重要性。近年来，我国母婴护理相关市场需求迅速扩大，各大城市母乳喂养服务机构也如雨后春笋般发展起来，母乳喂养指导岗位进入了一个前所未有的大发展时期。同时，母乳喂养指导人员远远无法满足实际需要，许多哺乳期的女性得不到专业的母乳喂养指导，因此，社会迫切需要加快培养具有正确母乳喂养理念、拥有高标准的职业素养、掌握规范化专业技能的母乳喂养指导人员。

　　为了做好本教程的编写工作，我们组织了广东南大职业培训学院、广州南医营养与健康研究院、中国人民解放军南部战区总医院、武警广东省总队医院、南方医科大学、武汉大学第一附属医院、广东南海妇幼保健院、河南省洛阳市中医院、中国煤矿工人疗养院等单位的妇幼保健专业、中医专业、营养专业、护理专业、心理专业的专家共同编写本教程。同时，本教程在编写过程中还得到了深圳市颐安科技有限公司的大力支持，在此一并表示感谢！

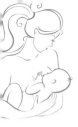

　　母乳喂养指导是快速发展起来的新兴岗位，本教程虽经多次修改和审校，但由于内容较多，编写人员水平有限，疏漏之处在所难免，欢迎各单位及个人提出宝贵意见和建议，以便修订时补充更正，联系方式1193791058@qq.com。

编　者

2018年6月

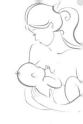

目　录

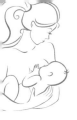

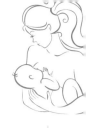

第一章 绪论

第一节　岗位概述与职业守则

一、岗位概述

　　母乳喂养指导师又称催乳师，它是随着人们生活水平的提高、人们对产后健康服务需求的不断增加，以及产后健康服务分工的进一步细化逐渐发展而来的工作岗位。母乳喂养指导师最初的工作仅仅是通过对乳房进行局部按摩，为乳汁淤积的产妇减轻疼痛。近几年来，随着这一岗位的不断发展，其服务范围更加完善和精准。母乳喂养指导师是指能够运用生理学、心理学、中医学、营养学等相关知识，通过食疗、艾灸、按摩等保健调理以及心理疏导等方式，帮助产妇解决无乳、乳少、乳汁淤积等问题，同时为产妇提供乳房保健服务，并指导产妇采取正确母乳喂养方法的从业人员。

　　根据世界卫生组织（World Health Organization，简称WHO）建议，产后母亲应坚持母乳喂养至婴儿2岁以上。同时，现代女性越来越了解母乳喂养的优点，也更加注重乳房保健。随着我国"二孩"政策的实施，母乳喂养指导师这一岗位将具有更加

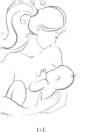

广阔的就业前景。

二、职业守则

母乳喂养指导师不但要掌握丰富的营养、中医、母乳喂养、乳房保健等专业知识和技能，还要做到爱岗敬业、诚实守信，遵守职业道德规范。只有不断提高自身的职业素质，才能得到社会的认可，实现自身的价值。

1.遵纪守法，爱岗敬业

遵纪守法是每一位母乳喂养指导师必须具备的基本职业道德。在服务顾客过程中，要树立法律和风险防范意识，学会自我保护，说话不要绝对，尊重产妇的信仰，避免产生纠纷。母乳喂养指导师在提供服务的过程中，不得伤害产妇，要尽到促进产妇身心健康、保护其合法权益的义务。

爱岗敬业是指母乳喂养指导师要热爱本岗位，对促进母乳喂养事业怀有极大的热情。只有"爱岗"才能"敬业"，热爱岗位和追求岗位的社会价值是职业道德的核心，也是敬业精神的基础。要坚持以客户为中心的服务理念，按照专业要求进行规范操作。工作中，手要勤，心要细，态度认真、严谨，避免粗心造成的失误。

2.文明执业，诚实守信

文明执业是职业道德的必然要求，也是母乳喂养指导师的基本职业道德。母乳喂养指导师应不断提高个人修养，文明礼貌对待每位顾客。

诚实守信是做人的根本，也是优良的职业作风。做事先做人，对顾客真诚是母乳喂养指导师重要的行为准则。母乳喂养指导师要诚实守信，遵守约定好的上门服务时间，避免因时间拖延给产妇带来痛苦和误会。对于工作中遇到的不能解决或超出专业范围的问题，要实事求是地告诉产妇，以免耽误病情。不过度推销服务，不误导产妇，不承诺做不到的事情，用诚信和专业打造自己的口碑。

3.保护产妇隐私，尊重产妇知情权

母乳喂养指导师应对产妇及其家庭的情况保密，保护其隐私。乳房是女性非常私密的器官，在服务过程中应注重保护其隐私，开展服务前应征求产妇意见，并在产

妇指定的场所开展服务。有的产妇不愿意让家人知道个人隐私，如做过乳房整形手术或身患某些疾病等，这时应尊重产妇意愿并替产妇保护隐私。

母乳喂养指导师在操作前，应仔细询问与操作相关的问题，认真检查乳房，并将操作方法、次数、费用及预期效果等提前告知产妇。应多采用征询、协商、请教的口气与产妇交流，让产妇参与其中。任何服务均应尊重产妇意愿，切勿用命令或指示的口吻，避免伤害其自尊心。

4.重视继续教育，不断提升业务水平

母乳喂养指导师作为复合型健康服务技能人才，需掌握中医、西医、心理、营养、保健、护理等方面的相关知识。在工作过程中，应通过不断的学习和实践，提升专业技能。可通过参加各类相关学术活动，或通过查阅相关的专业网站、专业期刊进行学习，不断提升服务水平。应避免通过非专业途径获取不专业、不正确的知识，并传授给产妇。

三、工作守则

1.母乳喂养指导师不得在民族、国籍、宗教信仰、价值观、年龄、身体状况、职业等方面歧视产妇。

2.母乳喂养指导师应使产妇了解母乳喂养的方法、特点及优点，帮助产妇坚持母乳喂养。

3.母乳喂养指导师在工作时，应与产妇就工作的重点进行讨论并达成一致意见，必要时应与产妇签订书面告知书。

4.在工作中，一旦发现产妇有危害自身或他人的行为时，应采取必要的措施，以防止发生意外事件。

5.工作中产妇的相关信息，包括产妇健康档案记录、录音、录像和其他资料等均属个人隐私，应严格保密并妥善保存，不得泄露。

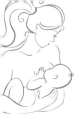

第二节 职业礼仪与沟通技巧

　　母乳喂养指导师应注重仪容仪表、礼仪礼节，这有助于取得产妇的尊重和信任，从而建立良好的人际关系。

一、职业礼仪

　　职业礼仪是指各行业的从业人员，在工作需要的人际交往中应遵守的交往艺术，是从业人员必须遵循的行为规范。

1.仪容仪表

　　仪容仪表不但可以体现个人的文化修养，也可以反映其审美观。一名合格的母乳喂养指导师，要注重个人的整体仪表。

　　（1）着装大方得体、整洁干净，避免穿戴过分暴露、紧身、艳丽的服饰。

　　（2）面部洁净，避免浓妆艳抹，必要时可化淡妆，头发干净整齐，长发要盘起（见图1-1）。

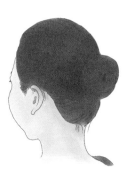

图1-1　长发盘起

　　（3）勤修剪指甲，保持短而洁净。工作时不涂指甲油，不戴戒指、手镯等饰品。应特别注意做好手部皮肤护理，避免粗糙和干裂。

（4）勤洗澡，饭后漱口，保持身体、口腔无异味。

（5）上门服务时应穿工作服，衣服保持干净整洁。

（6）选择方便舒适的鞋，鞋面保持清洁，入户时应穿鞋套。

2.体态礼仪

体态美的标准是站有站相、坐有坐相，举止端庄、落落大方。

（1）站姿。站立时应挺直、舒展，给人一种端正、庄重的感觉（见图1-2）。

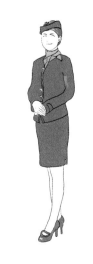

图1-2　站姿

（2）坐姿。母乳喂养指导师在服务产妇时，大多采用坐姿，入座时动作要轻而缓，身体不可前后左右摆动，不可跷二郎腿或抖腿，宜并膝或小腿交叉端坐，两腿不宜分开过大（见图1-3）。

（3）走姿。步伐轻快、不拖沓（见图1-4），不将手插入裤袋中，或背着手走路。

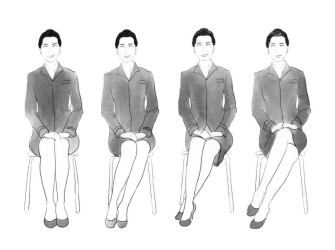

图1-3　坐姿

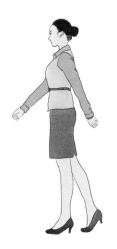

图1-4　走姿

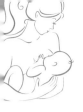

（4）说话时身体动作不宜过大，避免手舞足蹈。

二、沟通技巧

良好的人际关系不仅能够得到产妇及其家庭成员的认可，还有利于营造和谐的沟通氛围，彼此接纳，建立信任，保证服务的顺利开展，这就要求母乳喂养指导师不断提高语言表达能力及沟通技巧。

1.语言沟通技巧

（1）开场技巧。进入产妇家庭或第一次接触产妇时，可采用打招呼、寒暄、自我介绍和问候等方式。

（2）说话技巧。母乳喂养指导师要用产妇熟悉、易懂的语言进行交流，如使用当地方言和一些习惯用语；态度和蔼可亲、语速适中、声调有起伏、吐字清晰；谈话的内容简单明了，必要时运用图片、模型等方法进行辅助表达，尽量避免使用生僻的专业术语；适当重复重点内容和不易被理解的概念；给对方提问和思考的机会，及时取得反馈，并根据对方的反应调整说话方式。

（3）倾听技巧。倾听是交流的基础，只有先了解对方的基本情况、存在的问题、对某些问题的想法及其产生的根源，才能有效地进行判断和处理。倾听时，应始终保持一种鼓励和重视的态度，耐心听讲；不轻易打断对方；不做其他事情；讲话内容离题时给予适当的引导；适当使用虚词，如"嗯""是的""明白"等，也可通过微笑、点头等来表达对谈话的重视；注意辨别和理解对方的真实情感和思想；不轻易作出结论；不急于表达自己的观点等。

（4）提问技巧。提问是在人际沟通中获取信息、加深了解的重要手段。可以根据交流中获取的信息，针对不同需要选用不同的提问方式，尽量避免使用复合式提问。

（5）反馈技巧。反馈是指对谈话对象的情感或言行作出恰当的反应，这是建立良好人际关系的重要环节。及时的反馈可使谈话进一步深入，也可使对方得到激励和指导。

2.非语言沟通技巧

（1）表情。母乳喂养指导师在与产妇进行交流时要不断地看着对方的面部，观察其反应。保持自然的微笑能够使沟通在一个轻松的氛围中展开，消除由于陌生、紧张带来的沟通障碍。

（2）眼神。眼睛是心灵之窗，一个人内心的思想会不自觉地通过眼神流露出来。目光的接触，表示母乳喂养指导师对对方的尊重，但对视时间不宜超过10 s，否则可能会引起对方不必要的误解。

（3）姿态和位置。交谈中身体略微倾向对方，以表示热情和兴趣。交谈时注意保持与产妇之间的距离，不宜靠得太近，可保持45 ～ 120 cm的距离。在检查和操作时，一般位于产妇的右侧。

（4）动作。尽量克服一些不必要的习惯动作，如甩头、抖腿、敲打手指等，操作时动作要轻柔。检查的顺序应遵循先健侧再患侧，先上部后下部，先前面再背面，先右侧再左侧的原则。

3.名片递送礼仪

名片是母乳喂养指导师进行宣传和推广时必不可少的工具。

（1）递送名片时应表示尊重，最好是起身站立并走上前，上身前倾，双手拇指和食指分别持名片上端的两个角，名片的文字正向对方。

（2）切勿用左手递送名片，不要将名片背面面向对方或将名片颠倒，不要将名片举得高于胸部，不要以手指夹着名片递给对方。

（3）递送名片时，可以同时说："这是我的名片，请多指教，希望保持联络"或"非常高兴认识您，初次见面，请多关照"等礼貌用语。

（4）当他人表示要递送或交换名片时，应立即停止手中所做的事情，并起身站立，面带微笑，目视对方，用双手或右手接过名片，切勿使用左手。接过名片后，要立即从头至尾认真默读一遍，如有疑问可当面向对方请教。

（5）接受他人名片时，应口头道谢，或重复对方所使用的谦辞敬语，如"请您多关照""请您多指教"，切勿一言不发。

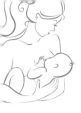

三、入户服务流程

母乳喂养指导师需要进行入户服务时，要按照一定的程序做好准备工作。

1.电话预约

先致电顾客以了解产妇、婴儿的情况，记录产妇的姓名、住址，并预约入户时间。

2.准备入户工具包

包括口罩、衣帽、鞋套、介质、乳头吸引器、棉签、碘伏、三黄粉、产妇登记表、收据单、个人名片、证件等。

3.入户进门礼仪

（1）按门铃礼仪。按门铃的正确做法是先轻轻地按一下，隔一会儿再按一下，不能"叮叮当当"地乱按一气。

（2）敲门礼仪。敲门的正确做法是先敲三下，隔一会儿再敲几下。敲门的力度要适中，敲得太轻顾客听不见，敲得太响会引起顾客的反感。敲门时绝对不能用拳头捶或用脚踢，也不能"嘭嘭"地乱敲一气。如果门是虚掩着的，应当先敲门，得到允许后才能进入。

4.自我介绍

确认顾客后，要先进行自我介绍。介绍时应面带微笑，口齿清晰。可以说"您好，我叫×××，是刚才电话中和您预约的母乳喂养指导师"，并出示相关证件。介绍时，手势、站姿、眼神、表情等身体语言要协调配合。

5.洗手、换衣服

实施操作前应先洗手、更换工作服，同时必须保证工作服干净整洁。

6.确定护理地点

与产妇商讨实施操作的地点，要求室温为26～28℃，相对湿度为55%～65%，保持环境整洁、安静、舒适、安全、光线良好，最好选择在产妇的房间进行操作，以保护产妇的隐私。

第三节　清洁与消毒

　　为了保护产妇的健康，母乳喂养指导师应树立清洁和消毒观念。母乳喂养指导师的双手、按摩介质、毛巾及其他器具都会与产妇的身体直接接触。如操作环境或操作过程的清洁与消毒不合格，将会给产妇的健康带来危害，也给产妇造成不良印象，因此务必重视操作环境及操作过程的清洁与消毒工作。

一、操作者手的清洁

　　洗手前要摘除戒指等饰物。

　　第一步：洗手掌。流水湿润双手，涂抹洗手液或肥皂，掌心相对，手指并拢相互揉搓。

　　第二步：洗背侧指缝。手心对手背沿指缝相互揉搓，双手交换进行。

　　第三步：洗掌侧指缝。掌心相对，双手交叉沿指缝相互揉搓。

　　第四步：洗指背。弯曲各手指关节，半握拳把指背放在另一手掌心旋转揉搓，双手交换进行。

　　第五步：洗拇指。一手握另一手拇指旋转揉搓，双手交换进行。

　　第六步：洗指尖。弯曲各手指关节，把指尖合拢在另一手掌心上旋转揉搓，双手交换进行。

　　第七步：洗手腕、手臂。揉搓手腕、手臂，双手交换进行。特别要注意彻底清洗戴戒指、手表和其他装饰品的相应部位。

二、环境的清洁与消毒

　　环境的消毒主要是针对室内的空气进行消毒。尤其是在冬天，由于室内通风差，空气更容易受到污染。室内空气中微生物主要来源于空气飞沫。人在深呼吸、说

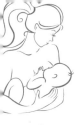

话、打喷嚏时，会将寄生于口腔、咽喉部位的微生物以飞沫的形式散布到空气中；人的皮屑与尘埃，也会随着人在室内的活动，悬浮于空中从而污染空气，特别是当家中有病人时，在空气中可查到相应的病原菌。室内空气常用的消毒方法有以下几种：

1.自然通风法

定时开窗通风换气可有效降低室内空气中的微生物数量，改善室内空气质量。在流通的空气中，病原菌一般仅能存活30 min左右，开窗通风是最简单、最有效的室内空气清洁方法。每天上、下午各开窗通风1～2次，每次15～30 min，可达到净化空气的目的。

2.食醋空气熏蒸消毒法

食醋具有一定的杀菌能力，常用于家庭室内空气消毒。10 m²左右的房间，可用食醋100～150 g，加水2倍，放于金属容器内用文火慢蒸，也可以直接洒在暖气片上。熏蒸时要关闭门窗，一般熏蒸15 min左右，半小时后再打开门窗通风换气。

3.艾卷空气熏蒸消毒法

关闭门窗后，点燃艾卷，每25 m²用1条艾卷进行熏蒸，半小时后再打开门窗通风换气。

4.喷雾空气消毒法

利用机械式化学气雾剂将含氯消毒剂等喷洒在空气中，依靠悬浮在空气中的气溶胶对空气进行净化或消毒。这种方法操作简便，可对物体及织物表面进行多角度的喷射消毒。含氯消毒剂对物品有腐蚀性，喷洒时要注意对室内物品的保护。

5.紫外线或臭氧空气消毒法

紫外线灯或臭氧灯消毒分为固定式灯架照射和移动式灯架照射。安装高度约距离地面2.5 m，照射时间60～120 min，谨防照射人的眼睛、皮肤，否则可引起电光性眼炎、皮炎，因此照射时人应离开房间。月子中心的操作间，可以利用紫外线或臭氧进行消毒，而一般家庭很少使用。

三、物品的清洁与消毒

1.机械除菌

机械除菌的常用方法有冲、刷、擦、削、铲除和过滤等，这些都是日常清洁消毒方法，具有简便、实用、廉价的优点。

2.煮沸消毒

煮沸消毒是简单有效的消毒方法，对产妇和婴儿所用奶瓶、餐具等可以进行煮沸消毒，一般100℃的水煮沸5 min，可以杀灭一切细菌的繁殖体。

3.微波炉消毒

用微波炉消毒餐具时，最好先把餐具浸泡在水中，或先将餐具浸湿再用湿毛巾进行包裹，以充分达到消毒的效果。餐具在高火中需加热1～3 min。消毒后，需用清水将餐具洗一遍。金属材质和塑料制品不宜放进微波炉消毒。

4.消毒碗柜消毒

用消毒碗柜进行消毒时应先将餐具洗净沥干，碗、碟、杯等餐具应竖直放在消毒碗柜的层架上，不要将其叠放，以增强通风并提升消毒效果。在进行臭氧或紫外线消毒时，严禁打开柜门，消毒结束20 min后再打开柜门。塑料等不耐高温的餐具及彩瓷器皿不能用高温消毒柜消毒。

5.日光暴晒消毒

日光暴晒消毒是利用日光的热、干燥和紫外线的作用进行消毒，常用于床垫、毛毯、衣服等物品的消毒。将物品放在阳光下，暴晒6 h即可达到消毒效果，注意要定时进行翻动。

6.化学消毒

化学消毒所常用的消毒剂是医用酒精，能迅速杀灭各种细菌繁殖体，可用于皮肤、体温计、物体表面等的消毒。常用的医用酒精浓度一般为75％。保存时，应将酒精放置于有盖的容器内，以免挥发而降低消毒效力。

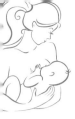

第四节　相关法律知识

一、妇女权益保障法相关规定

《中华人民共和国妇女权益保障法》是我国第一部以妇女为主体，全面保护妇女合法权益的法律，是我国人权保护法律体系的重要组成部分。其中对孕产妇的权益有如下规定：

第二十六条　任何单位均应根据妇女的特点，依法保护妇女在工作和劳动时的安全和健康，不得安排不适合妇女从事的工作和劳动。

妇女在经期、孕期、产期、哺乳期受特殊保护。

第二十七条　任何单位不得因结婚、怀孕、产假、哺乳等情形，降低女职工的工资，辞退女职工，单方解除劳动（聘用）合同或者服务协议。但是，女职工要求终止劳动（聘用）合同或者服务协议的除外。

各单位在执行国家退休制度时，不得以性别为由歧视妇女。

二、母婴保健法相关规定

《中华人民共和国母婴保健法实施办法》第四章有如下规定：

第二十八条　国家推行母乳喂养。医疗、保健机构应当为实施母乳喂养提供技术指导，为住院分娩的产妇提供必要的母乳喂养条件。

医疗、保健机构不得向孕产妇和婴儿家庭宣传、推荐母乳代用品。

第二十九条　母乳代用品产品包装标签应当在显著位置标明母乳喂养的优越性。

母乳代用品生产者、销售者不得向医疗、保健机构赠送产品样品或者以推销为目的有条件地提供设备、资金和资料。

第三十条　妇女享有国家规定的产假。有不满1周岁婴儿的妇女，所在单位应当在劳动时间内为其安排一定的哺乳时间。

三、有关哺乳的规定

中华人民共和国国务院令第619号颁发的《女职工劳动保护特别规定》于2012年4月28日起施行，其中有如下规定：

第九条　对哺乳未满1周岁婴儿的女职工，用人单位不得延长劳动时间或者安排夜班劳动。用人单位应当在每天的劳动时间内为哺乳期女职工安排1小时哺乳时间；女职工生育多胞胎的，每多哺乳1个婴儿每天增加1小时哺乳时间。

第十条　女职工比较多的用人单位应当根据女职工的需要，建立女职工卫生室、孕妇休息室、哺乳室等设施，妥善解决女职工在生理卫生、哺乳方面的困难。

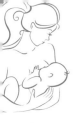

第二章
乳房的解剖与生理特点

第一节 乳房的解剖特点

一、乳房的位置、形态和解剖

1.乳房的位置和形态

乳房附着于胸前部、胸大肌、前锯肌和胸肌筋膜的表面，位于第2～6肋间，内侧至胸骨缘，外侧可达腋中线。成年女性乳房外上部有一狭长的乳腺组织伸向腋窝，形成乳房腋尾部，称为Spence氏腋尾区。

乳房的形态可因种族、遗传、年龄、哺乳等因素而有一定的个体差异，一般分为圆锥形、半球形、圆盘形、下斜形和下垂形等（见图2-1）。我国成年未孕女性的乳房一般呈半球形或圆锥形，双侧对称；哺乳后因乳腺萎缩呈下垂形；老年女性一般呈下垂形且较松软。

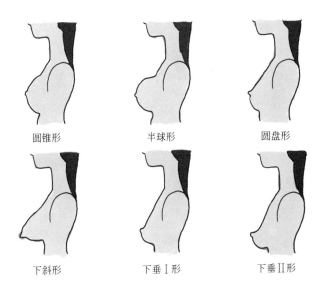

圆锥形　　　　　　　半球形　　　　　　　圆盘形

下斜形　　　　　　下垂Ⅰ形　　　　　　下垂Ⅱ形

图2-1　常见的几种乳房形态

经乳头作水平线和垂直线，可将乳房划分为四个象限。以时钟表盘为喻，左侧乳房：1～3点（C区）为外上象限，3～6点（D区）为外下象限，6～9点（B区）为内下象限，9～12点（A区）为内上象限。右侧乳房：1～3点为内上象限，3～6点为内下象限，6～9点为外下象限，9～12点为外上象限。F区为Spence氏腋尾区（见图2-2）。

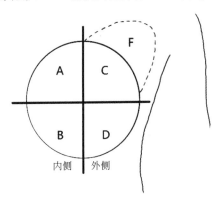

内侧　　外侧

图2-2　乳房解剖分区示意图（左侧）

2.乳头、乳晕的解剖

（1）乳头。乳头为乳房的中心部分，位于第4肋或第5肋间隙，锁骨中线外旁开1 cm。乳头直径为0.8～1.5 cm，高出乳房体1～2 cm，其表面凹凸不平，有

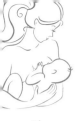
15～20个输乳管的开口，为乳汁排出口。

正常乳头略向外凸起，少数可因先天发育不良而导致乳头凹陷。严重的乳头凹陷不仅影响美观，影响正常哺乳，而且易发生感染。乳头的大小也可能存在异常情况，乳头长度和直径都小于0.5 cm为小乳头，直径大于2.5 cm为大乳头，长度小于0.5 cm为扁平乳头；乳头凹陷在乳晕中，未凸出外部的为凹陷乳头；乳腺上有过多的乳头（副乳头或多余乳头）称多乳头症。

（2）乳晕。乳晕是环绕在乳头周围、皮肤色素沉着较深的环形区域，其范围和色泽个体差异较大。妊娠、年龄、吮吸、过度刺激等因素都会影响乳晕的颜色。

（3）副乳。副乳是女性常见的一种乳房发育畸形，发生率为1%～6%。多位于正常乳房的外上象限即腋部副乳房，或位于正常乳房的内下侧，即正常乳房与脐部之间。副乳又分为不完全性副乳和完全性副乳。不完全性副乳只有乳腺腺体，没有乳头和乳晕；完全性副乳既有乳腺腺体，又有乳头和乳晕，妊娠时会明显增大，哺乳期间甚至还会分泌出乳汁。

二、乳房的内部结构

乳房内部主要由乳腺体、乳腺导管、脂肪组织和纤维结缔组织、血管等组成（见图2-3）。此外，在乳房周围还分布有神经和淋巴管。

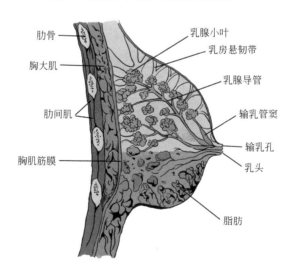

图2-3　乳房的内部结构

1.乳腺体

腺泡是乳腺的基本单位，10～100个腺泡组成一个乳腺小叶，若干个乳腺小叶组成乳腺叶，每侧乳房由15～20个乳腺叶组成，乳腺叶之间是相互独立的。每个乳房的乳腺叶数目都是固定不变的，但乳腺小叶的数目和大小可以有很大变化。一般来说，年轻女性乳腺小叶数目多且体积大，而绝经后的女性乳腺小叶则明显萎缩，一个乳腺小叶仅有3～4个腺泡。正常乳房外上象限的腺体数量最多，因此，外上象限发生乳汁淤积的概率也更大。乳汁淤积时，应着重对此部位进行按摩与疏通。

2.乳腺导管

乳腺腺泡紧密地排列在小乳管周围，其开口与小乳管相连，多个小叶间乳管汇集成乳腺叶的一根乳腺导管，又称输乳管，输乳管有15～20根。在乳头的基底部呈壶腹样膨大的组织，称为输乳管窦，有储存乳汁的作用。乳腺导管以乳头为中心呈放射状排列，开口于乳头，称为输乳孔。乳汁由乳腺腺泡分泌流入小乳管，经小叶间乳管、输乳管运送至输乳管窦储存，最后通过输乳孔被吸出。

3.脂肪组织

乳房内的脂肪组织呈囊状包于乳腺周围，形成一个半球形的整体。脂肪囊的厚薄可因年龄、是否生育等原因产生较大的个体差异。脂肪组织的多少是决定乳房大小的重要因素之一。

4.纤维结缔组织

纤维结缔组织位于乳腺小叶之间，具有包裹和间隔作用。这些纤维间隔与皮下组织中的纤维束相连，称为乳房悬韧带或Cooper韧带，它能使乳房固定于皮肤上，保证乳房在皮下既有一定的活动度，在直立时又不至于明显下垂。

5.乳房的淋巴系统

乳腺有丰富的淋巴管道，其吻合成丛，包括乳腺内的淋巴管和向外回流的淋巴管及区域淋巴结（见图2-4）。乳房淋巴的回流途径为75％以上的乳房淋巴均汇入腋窝淋巴结，再回流到锁骨下淋巴结，20％～25％回流到胸骨旁淋巴结，少数可流入锁骨上淋巴结。乳汁淤积时，淋巴液回流受阻，可引起淋巴结肿大。

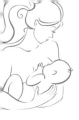

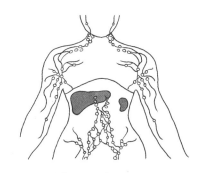

图2-4　胸部淋巴管和淋巴结示意图

6.乳房的血管分布

（1）乳房的动脉。乳房的动脉主要是来自胸外侧动脉、胸廓内动脉的肋间穿支和肋间动脉的外侧支。

（2）乳房的静脉。乳房的静脉与淋巴管伴行，分深、浅两组。

1）乳房的浅静脉由乳晕下静脉、乳晕周围静脉、乳腺浅静脉组成。由于处在表浅位置，妊娠时可见其扩张。

2）乳房的深静脉可分为以下三条路径：

①经内乳静脉穿支注入同侧无名静脉。

②直接注入肋间静脉，再经肋间静脉与椎静脉的交通支注入奇静脉、上腔静脉。

③直接注入腋静脉，再进入锁骨下静脉及无名静脉。

7.乳房的神经支配

乳房的神经源自第2～6肋间神经皮肤侧支及颈丛3～4支。乳头、乳晕处的神经末梢丰富，感觉敏锐，因此，发生乳头皲裂时，疼痛会非常剧烈。

第二节　乳房的生理特点

一、乳房的生理功能

1.女性乳房的主要生理功能是哺乳，养育后代。乳腺的发育、成熟均是为哺乳活动做准备的。

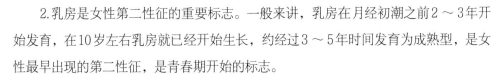

2.乳房是女性第二性征的重要标志。一般来讲,乳房在月经初潮之前2～3年开始发育,在10岁左右乳房就已经开始生长,约经过3～5年时间发育为成熟型,是女性最早出现的第二性征,是青春期开始的标志。

3.在性活动中,乳房是女性除生殖器外最敏感的器官。

二、不同时期乳房的生理变化

1.青春期乳房的生理变化

青春期是从性发育开始到性成熟的阶段,是儿童到成人的转变期,是生殖器、内分泌体格逐渐发育至成熟的阶段,一般需要3～5年时间。此阶段到来的早晚,会因种族、地域、营养的差异而有所不同,我国人群13～18岁为青春发育期。青春期乳房的发育过程与体内一些激素的作用有关,其中卵巢产生的雌激素和孕激素是刺激乳腺发育的最直接因素。下丘脑产生促性腺激素释放激素,促性腺激素释放激素再刺激垂体产生卵泡刺激素(FSH)和黄体生成素(LH)。在FSH和LH的刺激下,原始的卵泡逐渐发育成熟,成为窦状卵泡,最后发育为成熟卵泡,可以分泌雌激素和孕激素。雌激素和孕激素共同作用于乳腺,从而促使乳腺腺泡及乳腺导管发育。乳房不同部位的腺体发育不均衡,有的局部可出现小结节,随着乳腺的进一步发育,这些小结节会自然消失。在发育过程中,有些青春期女性的乳房会有膨胀感,有的甚至感到疼痛或触痛,这些均属于正常现象。

2.孕期、哺乳期和断乳期乳房的生理变化

(1)孕期乳房的生理变化。在孕早期,雌激素和孕激素的分泌逐渐增多,乳房体积开始增大,充血明显。乳房发胀是妊娠早期的常见表现。乳头增大变黑,容易勃起;乳晕颜色加深,其外围的皮脂腺肥大形成散在的结节状隆起,称为蒙氏结节,其分泌的大量油脂性物质覆盖在皮肤表面,起润滑和保护作用。

孕中期,乳腺腺泡及乳腺导管继续发育,乳房持续增大,不适感消失。孕中期乳房内开始生成乳汁,所以乳头会分泌少量白色液体。

孕晚期,乳腺腺泡会进一步扩张,乳房中已有初乳,同时上皮细胞、纤维结缔组织和脂肪组织也会增生。

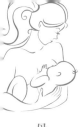

（2）哺乳期乳房的生理变化。分娩后，来源于胎盘的泌乳素（催乳素）、雌激素、孕激素会突然消失，来源于卵巢的雌激素、孕激素也会减少。产后第1～第2天脑垂体分泌的泌乳素与催产素均未达到高峰，乳汁产生相对较少，第3～第5天内腺泡和导管内已经充满乳汁，随着婴儿吮吸乳头的刺激作用以及脑垂体分泌泌乳素和催产素的增多，乳汁的分泌不断增多，乳汁可以在一年左右的时间保持高水平的分泌量。此后泌乳量会下降，一旦停止哺乳，数日内就可终止泌乳。

妊娠期、哺乳期的乳腺组织迅速增生和高度分化，分布不均匀，乳腺可触及结节，这属于正常的生理现象。

（3）断乳期乳房的生理变化。终止泌乳后乳腺组织要逐渐恢复，需历时3个月至半年的时间，乳腺才能恢复至非妊娠时的状态。此时乳房外观会变得松弛，出现皮肤皱褶，有些可见妊娠纹。哺乳后乳房的乳腺组织分布不均匀，有结节，质地比孕前硬。如果分娩后没有哺乳，乳腺在数日后会迅速退化。

3.绝经期乳房的生理变化

女性一般在45～50岁进入绝经期。绝经是卵巢功能衰退的表现。由于卵巢分泌的雌激素和孕激素明显减少，乳腺萎缩，已基本无乳腺小叶或仅残留少许小叶，被脂肪组织所代替。绝经期女性一般会出现乳房体积变小、松软下垂，皮肤皱襞增加，但有些较肥胖的女性，其乳房体积反而会增大。

三、泌乳的生理特点

乳腺分泌乳汁称为泌乳，产妇授乳给婴儿称为哺乳。

1.泌乳的机制

泌乳是一个非常复杂的过程，婴儿的吮吸刺激乳头和乳晕上的感觉神经末梢，通过传入神经反射，经丘脑下部作用于脑垂体，脑垂体前叶分泌的泌乳素刺激乳腺分泌乳汁；脑垂体后叶分泌催产素刺激腺泡和乳腺小管周围的肌皮细胞使其收缩，使乳汁进入乳腺导管和输乳管窦，以便婴儿顺利吸出（见图2-5）。

在泌乳及哺乳的过程中，泌乳素与催产素起着重要的作用。同时，雌激素、孕激素、生长激素、肾上腺皮质激素等多种激素共同参与调节乳汁的分泌。

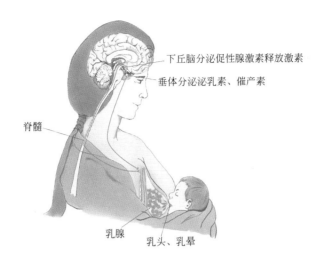

下丘脑分泌促性腺激素释放激素

垂体分泌泌乳素、催产素

脊髓

乳腺

乳头、乳晕

图2-5 乳汁分泌的神经体液调节示意图

婴儿吮吸乳头会反射性地引起泌乳素的大量分泌，夜里哺乳分泌的泌乳素是白天的10倍。如果乳汁没有及时排出就会积聚于乳房中，使乳房的内压升高，乳腺腺泡细胞被压迫，通过负反馈作用促使下丘脑产生泌乳素抑制因子，从而抑制泌乳素的释放，导致乳汁分泌量减少。大量外源性雌激素的摄入亦可终止泌乳。所以，临床上常使用大剂量的雌激素作为回乳药以终止泌乳。

2.影响泌乳的因素

（1）乳房发育情况。乳房主要由脂肪、纤维结缔组织和腺体组织组成，但只有腺体组织有泌乳作用。所以，泌乳量与乳腺小叶的多少有关，与乳房的大小无直接关系。

（2）乳腺导管。乳腺导管的任一部位发生堵塞，都会影响乳汁排出。如果乳汁淤积，就会通过负反馈作用于下丘脑，从而抑制乳腺分泌乳汁。通过穴位按摩可以改善乳房局部血液循环，疏通乳腺导管，促进乳汁排出，避免乳汁淤积和乳房肿胀，从而预防乳腺炎的发生。

（3）营养状况。乳汁是乳腺细胞从血液里吸收营养成分和水而生成的。营养对产妇的健康和婴儿成长发育非常重要。产妇应多吃营养丰富的食物和汤类，以增加乳汁量和提高乳汁质量，满足婴儿生长发育的需要。

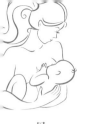

（4）精神状态。产妇的焦虑、恐惧、不安等情绪变化或过劳、失眠及生活环境改变等因素均可影响乳汁的产生。有研究表明，产后抑郁的产妇其泌乳的始动时间（指婴儿娩出后乳汁首次自乳房溢出的时间）延后，乳汁分泌量较少。几乎所有女性的乳房都可以分泌足够的乳汁，所以产妇应保持精神愉快，充分休息，对母乳喂养要有信心。同时，其家人也应积极配合，营造愉快和谐的氛围。

（5）是否患有其他疾病。身体健康是哺乳的基本条件，如果产妇患有严重的贫血，或患有慢性消耗性疾病，如肝炎、结核、甲状腺疾病等，或分娩时失血过多、难产、剖宫产、产后感染等，都会影响泌乳。

（6）喂养方法。产妇哺乳时应让婴儿左右乳房交替吮吸，先吸空一侧乳房再换另一侧。下次哺乳时再从最后被吸的一侧乳房开始。如乳汁量充足，婴儿在10～15 min内就可吃饱。如果有多余的乳汁，应用手将乳汁挤出或用吸奶器将乳汁吸出，以利于乳房的排空和乳汁的再分泌。

（7）婴儿的吮吸刺激。吮吸是新生儿与生俱来的本能动作。新生儿的吮吸对乳头的刺激越早，乳汁分泌就越早，所以产后必须做到"三早"：早接触、早吮吸、早开奶。早接触可增进母子情感，促进母乳喂养；早吮吸可强化婴儿的吮吸能力，刺激泌乳素分泌；早开奶可及时疏通乳腺导管。频繁有效的吮吸能刺激泌乳素的分泌，所以按需哺乳是保证乳汁分泌量的重要方法。

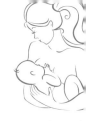

第三章
母乳喂养的中医基础知识

第一节　母乳喂养的中医基础理论

　　母乳喂养指导师需在中医基础理论指导下，运用体质辨识、保健按摩技术、中医药膳等知识为产妇提供服务。

一、中医整体观

　　以五脏为中心的整体观念是中医学理论的重要特点之一。一方面，人体是一个有机整体，构成人体的各脏腑组织器官，在结构上不可分割，在功能上相互协调、相互制约，在病理上相互影响。另一方面，人体的生理、病理变化又与所生存的自然环境密切相关。在这一观念指导下，按摩手法与膳食营养相结合既可影响整个机体的病理变化，又可协调机体与自然环境的关系，并以这种观念来认识病症，指导母乳喂养。

二、辨证论治

　　辨证就是将通过四诊（望、闻、问、切）所收集的资料、症状和体征，通过分

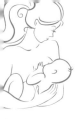

析、综合、辨清疾病产生的原因、部位、性质以及邪正之间的关系，概括判断为某种性质的证型，以探求疾病的本质。论治又称施治，是根据辨证的结果，确定相应的治疗方法。疾病的证候确定之后，确立处理方法并选择与之相应的解决方法，这个过程就是辨证施治。因此，辨证是确定治则与治法的前提和依据，论治是在辨证的基础上，确定治疗原则并选择治疗手段和方法。

三、阴阳五行学说

阴阳学说概括了自然事物和现象的两大属性，如水与火、升与降、寒与热等，它们分别具有或阴或阳的特性。五行学说则通过归纳事物的木、火、土、金、水五类基本特性，阐述事物发展、变化，维持自然界平衡的基本条件。如水生木、木生火、火生土、土生金、金生水，木克土、土克水、水克火、火克金、金克木等，表明自然万物相互制约、平衡发展的规律。中医基础理论引用阴阳五行学说的基本概念，并以此阐述人体生理病理变化的规律。

阴阳平衡是产妇调治的总原则。任何疾病的发生都是体内阴阳失调所致，所谓"阴盛则阳病，阳盛则阴病""阴盛则寒，阳盛则热""阴虚生内热，阳虚生外寒"。治疗也首先强调恢复阴阳平衡。乳房保健按摩调理的运用也同样遵循这一原则。如产妇出现阴虚内热时，可以选择涌泉、太溪等腧穴进行按摩以滋阴降火。

五行学说是产妇调治的重要理论基础。根据五行的特点和属性，自然界的万事万物及其现象都可以通过取象比类法和推演络绎法分属于五行。五行的变化有正常的相生相克，也有异常的相乘相侮。生与克是正常现象，乘与侮是异常变动，其表现在人体上即产生疾病。

四、藏象学说

藏象学说是关于人体脏器于阴阳五行形象化的学说，它以人体脏腑为基础，按脏腑功能特点，将脏腑分为脏、腑、奇恒之腑三类。肝、心、脾、肺、肾称为五脏；胆、胃、小肠、大肠、膀胱、三焦称为六腑；脑、髓、骨、脉、胆、女子胞称为奇恒之腑。

1.五脏

五脏是指胸腹腔内组织充实致密的脏器，包括心、肺、脾、肝、肾，其功能为储存、分泌或制造精气。

（1）心。位于上焦与两肺之间，膈膜之上，外有心包卫护。心的主要功能是主血脉，主藏神。心在五行中属火，为阳中之阳，主通明。心在体合脉，其华在面，在窍为舌，在志为喜，在液为汗，在时为夏。手少阴心经与手太阳小肠经相互属络于心与小肠，二者为表里。

（2）肺。位于上焦，左右各一，覆盖于心之上。肺的主要功能是主气司呼吸，主宣降，主行水，朝百脉，主治节，主藏魄。肺在体合皮，其华在毛，在窍为鼻，在志为悲，在液为涕。开窍于鼻，与自然界息息相通，易受外邪侵袭。肺在五行中属金，为阳中之阴，与四时之秋相应。手太阴肺经与手阳明大肠经相互属络于肺与大肠，二者为表里。

（3）脾。位于中焦，在膈之下，左上腹胃的后面。脾的主要功能是主运化、升清，主统血。脾胃同居中焦，是人体对饮食进行消化、吸收并输布其精微的主要脏器。人出生之后，生命活动的继续和气血津液的化生和充实，均有赖于脾胃运化的水谷精微，故称脾胃为"后天之本"。脾主运化水液，故喜燥恶湿。在体合肌肉而主四肢，在窍为口，其华在唇，在志为思，在液为涎。脾在五行属土，为阴中之至阴，与四时之长夏相应。足太阴脾经与足阳明胃经相互属络于脾与胃，二者为表里。

（4）肝。位于中焦，横膈之下，右胁下而偏左。与胆、目、筋、爪等构成肝系统。肝的主要功能是主疏泄和主藏血，主升，主动，喜条达而恶抑郁。肝在体合筋，其华在爪，在窍为目，在志为怒，在液为泪。肝在五行中属木，为阴中之阳，与四时之春相应。胆附于肝，足厥阴肝经与足少阳胆经相互属络于肝与胆，二者为表里。

（5）肾。位于下焦，左右各一。肾的主要功能是主藏精，主水，主纳气。由于肾藏先天之精，主生殖，为人体生命之本原，故称肾为"先天之本"。肾精化肾气，肾气分阴阳，肾阴与肾阳能资助、促进、协调全身脏腑之阴阳，故肾又称为"五脏阴阳之本"。肾在体合骨，生髓，通脑，其华在发，在窍为耳及二阴，在志为恐，在液为唾。肾在五行中属水，为阴中之阴，与四时之冬相应。足少阴肾经与足太阳膀胱经

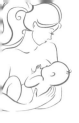

相互属络于肾与膀胱，二者为表里。

2.六腑

六腑的功能是受盛和传化水谷，其气具有通降下行的特性，故其"泻而不藏""实而不满"。

（1）胆。胆与肝相连，附于肝叶下，内储胆汁。胆的主要功能是储藏和排泄胆汁，主决断。胆汁来源于肝，汇集于胆，并随着消化的需要，排泄胆汁于小肠，以帮助食物进行消化和吸收。胆主决断，胆的决断功能对于抵御和消除某些精神刺激（如大惊卒恐等）造成的不良影响，以调节和控制气血的正常运行，维持脏腑相互之间的协调关系，起着重要的作用。谋虑出于肝，决断出于胆。

（2）胃。又称胃脘，位于左上腹部。胃的主要功能是受纳和腐熟水谷。食物入胃，经胃的腐熟后，必须下行入小肠，以进一步消化吸收，胃的通降作用是降浊，降浊是受纳的前提条件。消化功能包括脾升胃降，胃的通降作用还包括小肠将食物残渣下输于大肠，及大肠传化糟粕的功能。胃失通降，不仅可以影响食欲，还会因浊气在上而发生口臭、脘腹胀闷或疼痛以及大便秘结等症状。

（3）小肠。小肠的主要功能是受盛与化物，分别清浊。受盛是接受和储盛。化物即消化食物。小肠的受盛与化物功能是指小肠接收由胃传下的食糜，且停留相当长的一段时间，以进一步进行消化。若小肠受盛功能失常，则气机阻滞，表现为腹部疼痛；若化物功能失常，则可导致消化吸收功能障碍，表现为腹胀、腹泻、便溏等。分别清浊。清，指水谷精微。浊，指食物残渣。小肠分别清浊的功能，即对食糜进一步消化，以吸收其中的精微部分，并将残渣向下传送至大肠。由于小肠亦参与人体的水液代谢，故又有"小肠主液"之说。

（4）大肠。大肠的主要功能为传化糟粕和主津。大肠接收小肠下传的食物残渣，吸收其中多余的水液并形成粪便。大肠之气的运动，是将粪便传送至大肠末端，并经过肛门有节制地排出体外，故大肠有"传道之官"之称。大肠传化糟粕功能，实为小肠分别清浊功能的承接，并与胃气的通降、肺气的肃降、脾气的运化、肾气的蒸化和固摄作用有关；大肠接收小肠下传的含有大量水液的食物残渣，将其中的水液吸收，使之形成粪便，即所谓的燥化作用，故有"大肠主津"

之说。

（5）膀胱。膀胱的主要功能是储存尿液和排出尿液。尿液由津液所化，即津液在肾的气化作用下生成尿液，下输于膀胱，通过膀胱之气的固摄作用，使尿液暂时储存于此。

（6）三焦。上焦，指膈以上的胸部，包括心、肺两脏以及头面部。上焦的特点是主气的宣发和升散，即宣发卫气，布散水谷精微和津液，以营养滋润全身。中焦，指膈以下、脐以上的脘部，包括脾胃和肝胆等脏腑，具有消化、吸收，并输布水谷精微和化生血液的功能。下焦，指脐以下腹部，包括小肠、大肠、肾、膀胱以及女子胞、精室等脏腑和两下肢，功能是排泄糟粕和尿液。

三焦是诸气上下运行的通路，肾藏的先天之精所化生的元气，自下而上至胸中，布散于全身，胸中的宗气，自上而下达于脐下，以资先天元气，合为一身之气，皆以三焦为通道。三焦为水道，运行水液。全身水液的输布和排泄，是由肺、脾、肾等协同作用而完成，但必须以三焦为通道，才能升降出入运行正常。

3. 奇恒之腑

奇恒之腑包括脑、髓、骨、脉、胆、女子胞（子宫、卵巢），其共同特点是它们都是一类相对密闭的组织器官，不与水谷直接接触，即似腑非腑；但又具有类似于五脏储藏精气的作用，即似脏非脏。奇恒之腑中，除胆属于六腑外，其他都没有和五脏的表里配属关系。

五、气血津液学说

气、血、津液是人体脏腑、经络等组织器官生理活动的产物，也是这些组织器官进行生理活动的物质基础。

1. 气

气分为先天之气和后天之气。先天之气也称为元气，禀受于父母，由先天之精化生而成；后天之气由肺吸入之清气与脾胃运化水谷所产生的水谷精微之气结合而成。先天之气与后天之气合称为真气或正气。正气充遍全身，无时不有，无所不至，以营养肌体，维持正常的生理功能。

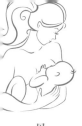

（1）宗气。宗气积于胸中，由饮食水谷所生化之气与吸入之清气结合而成，是一身之气的运行输布的出发点。它的功用一是助肺司呼吸，凡言语、声音、呼吸强弱，均与宗气的盛衰有关；二是贯注心脉而行气血，凡气血的运行，以及肢体的寒暖和活动能力，多与宗气有关。

（2）营气。营气是贯入血脉里的营养之气，行于脉中，与血的关系密切，故有"营气者，泌其津液，注之于脉，化以为血，以荣四末，内注五脏六腑"的说法。可见营气与血的作用不可分割，二者共同发挥营养肌体的功能。

（3）卫气。宗气宣发于脉外称卫气，其性刚悍，善走窜，达于体表，温润皮肤、肌肉，滋养腠理，司汗孔的开阖，以防御外邪，故称"卫气"。如外邪侵入肌体，卫气即起而抗邪，则发生恶寒、战栗、汗毛竖起等症状。卫气胜邪，则恶寒解，热退病除。反之，则寒热不消，疾病继续发展。

（4）五脏六腑之气。如心有心气，脾有脾气等。心气不足，则出现心悸、气短等；脾气不足则有食欲不振、腹胀便溏等。可见，各脏腑之气是维持其生理功能的动力。

以上各气，虽然名称不同，分布各异，但其功能都可归结为三点：一是气能化生万物，滋养人体的一切脏器组织。二是气的动力作用，能使一切营养物质输布于全身。三是有保护人体、防御外邪、调节内外环境统一的作用。

2.血

血的生成，来源于水谷之精气，通过脾、心、肺的作用化生而成血。血运行于全身，循环不息，以营养机体各部。血盛则形体也盛，血衰则形体也衰。血的化生与运行必须依赖于气的推动作用，所以说"气为血之帅""气行则血行""气滞则血瘀"。但气的这一功能的实现，又须依赖于血的营养，故又有"血为气之母"的说法。气血之间有着互相依存的密切关系。临床上遇见血瘀者，不仅要活血，还要行气；血虚者，不仅要补血，还要补气，这样才能气血调和，恢复健康。

3.津液

津液是体内一切正常水液的总称。它来源于饮食，经脾胃运化之后产生水谷精微的液体部分，再注入经脉，输布于全身，营养机体。津液又是血的组成部分，故与血的关系密切。

在正常情况下，人体需要适量的津液。津液如有多余，则需经过气化变成废物排出体外，从而保持体液平衡，如出于腠理为汗，下输膀胱则为尿。饮食入胃，游溢精气，上输于脾；脾气散精，上归于肺；通调水道，下输膀胱。因此，体内水液的调节，依赖于肺、脾、肾三脏的共同完成。肾主水，司肾的开阖，以调节水液。

4.乳房与气、血、津液的关系

乳房的正常生长、发育和分泌乳汁的功能都与脏腑、经络、气血等的功能密切相关。它禀赋于先天之精，受五脏六腑、十二经络、气血精液之所养，随女子精气的盛衰而出现不同时期的盈亏变化，其功能又与月经、胎孕、产育相互联系。因此，乳房虽属局部器官，但通过十二经脉和奇经八脉的纵横联系，与内在脏腑形成有机整体，并通过气、血、精液的作用完成其功能活动。

第二节　经络与穴位知识

经络是人体运行气血、联络脏腑、沟通内外、贯通上下的路径，是经脉和络脉的总称。其中较为粗大、分布较深且纵行的主要通道，称为经或经脉；较为细小的或经的分支或深浅部均存在，网络于经脉间的称为络或络脉。

分布在人体的腧穴很多，分为十四经穴、经外奇穴、阿是穴三类。凡属于十二经脉及任、督二脉的腧穴，统称为十四经穴，简称经穴，全身经穴共有361个。凡未归入十四经穴的腧穴，并有具体位置和名称的经验有效穴，统称为经外奇穴，简称奇穴。凡以压痛或其他反应点来定的腧穴，称为阿是穴。

一、腧穴定位方法

腧穴定位又称取穴，定位是否准确将直接影响治疗效果。常用的取穴法有：

1.体表解剖标志定位法

（1）固定标志。如五官轮廓、发际、指（趾）甲、乳头、脐窝等。例如，鼻尖取素髎穴，眉间取印堂穴，两乳间取膻中穴，肚脐取神阙穴，第七颈椎棘突下取大椎穴等。

（2）活动标志。如关节、肌肉、肌腱等。例如，屈肘肘横纹外侧端点，取曲池穴；握拳掌横纹头尺侧端取后溪穴等。

2.指寸定位法

利用自身手指作为测量穴位的尺度，中医称为"同身寸"。此法为推拿取穴方法中最简便、最常用的方法。

（1）拇指同身寸。以拇指指间关节的横度作为1寸，多用于四肢部的直寸取穴（见图3-1）。

（2）中指同身寸。以中指中节屈曲内侧两端横纹头之间为1寸，多用于四肢部取穴的直寸和背部取穴的横寸（见图3-2）。

（3）横指同身寸。又名"一夫"法。将食指、中指、无名指和小指并拢，以中指中节横纹处为准，四指横量作为3寸，多用于四肢及腹部的取穴（见图3-3）。

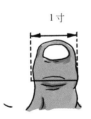
图3-1　拇指同身寸

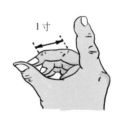
图3-2　中指同身寸

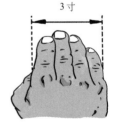
图3-3　横指同身寸

3.骨度分寸定位法

骨度分寸定位法又称骨度分寸折量法、折骨定穴法，简称骨度法。此方法是以骨节为主要标志测量周身各部的大小、长短，并依其比例折算的尺寸作为定穴标准的方法。该法不论男女、老少、高矮、肥瘦都适用（见表3-1）。

表 3-1　　　　　　　　　　骨度分寸定位法

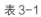

部位	起止点	骨度分寸（寸）	说明
头面部	眉间（印堂）到前发际正中	3	用于确定头部经穴的纵向距离
	前发际正中到后发际正中	12	
	后发际正中到第七颈椎棘突下（大椎）	3	
	前额两发角（头维）之间	9	用于确定头前部经穴的横向距离
	耳后两乳突（完骨）之间	9	用于确定头后部经穴的横向距离
胸腹胁部	胸骨上窝（天突）到胸剑结合（岐骨）	9	用于确定胸部任脉经穴的纵向距离
	胸剑结合（岐骨）到脐中（神阙）	8	用于确定上腹部经穴的纵向距离
	脐中（神阙）到耻骨联合上缘（曲骨）	5	用于确定下腹部经穴的纵向距离
	两乳头之间	8	用于确定胸腹部经穴的横向距离
	腋窝顶点到第十一肋游离端（章门）	12	用于确定胁部经穴的纵向距离
背腰部	肩胛骨内缘到后正中线	3	用于确定背腰部经穴的横向距离
	肩峰缘到后正中线	8	用于确定肩背部经穴的横向距离
上肢部	肘横纹（平肘尖）到腕掌（背）侧横纹	12	用于确定前臂部经穴的纵向距离
	腋前、后纹头到肘横纹（平肘尖）	9	用于确定后臂部经穴的纵向距离
下肢部	耻骨联合上缘到股骨内上髁上缘	18	用于确定下肢内侧足三阴经经穴的纵向距离
	臀横纹到膝中	14	用于确定下肢后侧经穴的纵向距离
	股骨大转子到膝中	19	用于确定下肢外侧经穴的纵向距离
	膝中到外踝尖	16	

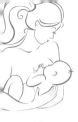

二、十四经络循行分布

1.十四经络

十四经络是手三阳经、手三阴经、足三阳经、足三阴经、任脉、督脉的合称。

2.十二经络循行次序

手太阴肺经→手阳明大肠经→足阳明胃经→足太阴脾经→手少阴心经→手太阳小肠经→足太阳膀胱经→足少阴肾经→手厥阴心包经→手少阳三焦经→足少阳胆经→足厥阴肝经。

3.十四经脉的体表分布与乳房的关系

乳房分泌乳汁的功能与脏腑、经络、气血等的功能密切相关，乳房禀赋于先天之精气，受五脏六腑十二经气血津液的滋养。在经络中，乳房与肺、肾、心包、肝、胆、脾、胃、冲、任等经络均有关系，其中与肝、脾、胃、肾经最为相关，其次为冲、任二脉。女子乳头属肝，乳房属胃。足少阴肾经，上贯肝膈而与乳相连；足阳明胃经，从缺盆下而贯乳中，足厥阴肝经上膈，布胸胁绕乳头而行。冲脉、任脉均起于胞中，冲脉为气血之海，任脉为阴脉之海。冲脉挟脐上行，至胸中而散；任脉循腹里，上关元至胸中。正是由于这些经脉的通调和灌养作用，才能共同维持乳房的正常生理功能。若经络闭阻不畅，冲任失调，则可导致多种乳房疾病的发生。经络在体表的分布具有以下规律：十二经络在体表左右对称地分布于头面、躯干和四肢部位且纵贯全身，六阴经分布于四肢内侧和胸腹部，六阳经分布于四肢外侧和头面、肩背部，任脉分布于躯干前正中线上，督脉分布于躯干后正中线上。

三、与催乳有关的经络与腧穴

1.手太阴肺经

循行路线：起于中焦，向下联络大肠，返回沿着胃的上口，贯穿膈肌，入属肺脏，从肺系（气管、喉咙）横行出于胸壁外上方（中府），走向腋下，沿上臂前边外侧，行于手少阴心经和手厥阴心包经的前面，下至肘中（尺泽），再沿前臂桡侧下行，至寸口（桡动脉搏动处），沿大鱼际外缘出拇指之桡侧端（少商）。其支脉从腕后桡骨茎突上方（列缺）分出，经手背虎口部至食指桡侧端（商阳）。脉气由此与手阳明大肠经相接。主要的穴位是云门、中府。

（1）云门

取穴：距前正中线6寸，当锁骨外1/3折点下方一横指，胸前壁外上方，肩胛骨喙突上方，锁骨下窝（胸大肌与三角肌之间）凹陷处（见图3-4a）。

主治：具有清热除烦、止咳平喘、通利关节等功效。主治咳嗽、气喘、胸闷、急性乳腺炎及产后少乳。

（2）中府

取穴：胸前壁的外上方，前正中线旁开6寸，平第1肋间隙处，云门穴直下1寸（见图3-4a）。

主治：具有宣肺平喘、宽胸理气等功效。主治脾肺两脏之病，咳嗽、气喘、胸部胀满、腹胀、消化不良、水肿、肩背痛及产后乳汁不通。

2.手阳明大肠经

循行路线：起于食指桡侧端（商阳），沿食指桡侧上行，出走于两骨（第1、2掌骨）之间，进入两筋（拇长伸肌腱、拇短伸肌腱）之中（阳溪），沿着前臂桡侧，向上进入肘弯外侧（曲池），再沿上臂外侧前缘上行，至肩部（肩髃），向后与督脉在大椎穴处相会，然后向前进入锁骨上窝，联络肺脏，向下贯穿膈肌，入属大肠。其支脉从锁骨上窝走向颈部，通过面颊进入下齿中，转回挟着口唇两旁，在人中处左右交叉，上挟鼻孔两旁（迎香）。脉气由此与足阳明胃经相接。主要的穴位是合谷、曲池。

（1）合谷

取穴：在手背第1、2掌骨间，当第2掌骨桡侧的中点处（见图3-4a）。

主治：具有镇静止痛、通经活络等功效。主治口面部问题、昏迷、高血压及乳胀不通。

（2）曲池

取穴：正坐，侧腕曲肘，肘横纹外侧端点，即肱骨外上髁内缘凹陷处（见图3-4a）。

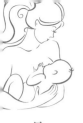

主治：具有清热、健脾、通经络等功效。主治消化、血液循环、内分泌系统问题。

3.足阳明胃经

循行路线：起于鼻翼旁（迎香），挟鼻上行，左右侧交会于鼻根部，旁行入目内眦，与足太阳经相交，向下沿鼻柱外侧，入上齿中，还出，挟口两旁，环绕嘴唇，在颏唇沟承浆穴处左右相交，退回沿下颌骨后下缘到大迎穴处，沿下颌角上行过耳前，经过上关穴，沿发际到额前。主要的穴位为膺窗、乳中、乳根、梁丘、足三里。

（1）膺窗

取穴：胸部，当第3肋间隙，距前正中线4寸（见图3-4a）。

主治：具有宽胸理气等功效。主治胸闷、产后乳汁分泌不足、急性乳腺炎、乳腺增生。

（2）乳中

取穴：乳头正中央（见图3-4a）。

主治：具有通乳、化瘀等功效。主治急性乳腺炎、产后少乳。常配乳根穴按摩通乳。

（3）乳根

取穴：乳头直下，乳房根部，当第5肋间隙，距前正中线4寸（见图3-4a）。

主治：具有通乳、化瘀等功效。主治急性乳腺炎、产后少乳。

（4）梁丘

取穴：髂前上棘与髌底外侧端的连线上，髌底上2寸（见图3-4a）。

主治：具有疏经治络，缓急止痛等功效。主治膝肿痛、下肢不遂、胃痛、急性乳腺炎。

（5）足三里

取穴：犊鼻穴下3寸，胫骨前嵴外1横指（见图3-4a）。

主治：具有健脾和胃、益气活血、疏通经络、防病保健功效。主治各种虚症。

4.足太阴脾经

循行路线：起于足大趾内侧端（隐白），沿内侧赤白肉际，上行过内踝的前缘，沿小腿内侧正中线上行，在内踝上8寸处，交出足厥阴肝经之前，上行沿大腿内侧前缘，进入腹部，属脾，络胃，向上穿过膈肌，沿食道两旁，连舌本，散舌下。本经脉分支从胃别出，上行通过膈肌，注入心中，交于手少阴心经。主要的穴位为天溪、食窦、血海、三阴交。

（1）天溪

取穴：平第4肋间隙，乳头外2寸（见图3-4a）。

主治：具有止咳平喘、宽胸理气，止痛等功效。主治胸肋疼痛、咳嗽、乳痛、乳少。

（2）食窦

取穴：在胸外侧，第5肋间隙，乳头外2寸（见图3-4a）。

主治：具有宽胸理气、降逆止呕等功效，主治胸胁胀痛、噫气、反胃。

（3）血海

取穴：屈膝，在大腿内侧，髌底内侧端上2寸（见图3-4a）。

主治：具有补气血、活血、缓急止痛等功效。主治月经不调、痛经等妇科疾病及产后气血亏虚。

（4）三阴交

取穴：在小腿内侧，足内踝尖上3寸，胫骨内侧缘后方（见图3-4a）。

主治：具有健脾、疏肝、滋肾阴等功效。主治月经不调，盆腔炎等妇科疾病及因肝郁气滞而导致的乳胀、急性乳腺炎。

5.手少阴心经

循行路线：起于心中，出来属于心系（心脏周围脉管等组织），向下贯穿膈肌，联络小肠。其分支从心系向上，挟着食道上端两旁，连系目系（眼球与脑相连的组织）；其外行的主干，从心系上肺，斜走出于腋下（极泉），沿上肢前边，行于手太阴经和手厥阴心包经的内侧，下行肘节（少海），沿前臂尺侧，到手掌后豌豆骨突起处（神门），进入掌中，沿小指桡侧出其末端（少冲）。脉气由此与手太阳小肠经相连。主要的穴位为极泉。

极泉

取穴：位于腋窝顶点，腋动脉搏动处（见图3-4c）。

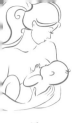

主治：具有宽胸理气、通经活络等功效。主治乳少、心脑血管疾病。

6.手太阳小肠经

循行路线：起于小指尺侧端（少泽），沿手掌尺侧缘上行，出尺骨茎突，沿前臂后边尺侧直上，出尺骨鹰嘴和肱骨内上髁之间（小海），向上沿上臂后边内侧，出行到肩关节后面，绕行肩胛，在大椎穴与督脉相会，向前进入缺盆（锁骨上窝），深入体腔，连络心包，沿着食道下行，贯穿膈肌，到达胃部，入属小肠。其分支从锁骨上窝沿颈上颊，到外眼角，折回来进入耳中（听宫）。另一条支脉从面颊部分出，行至眶下，到达鼻根部的内眼角，然后斜行到颧部（颧髎）。脉气由此与足太阳膀胱经相接。主要的穴位为少泽。

少泽

取穴：在手小指末节尺侧，距指甲角旁0.1寸（见图3-4a）。

主治：具有活血通络等功效。主治急性乳腺炎、乳少。

7.足太阳膀胱经

循行路线：起于目内眦（睛明），沿头顶部分别向后行至枕骨处，进入颅腔、络脑，回出分别下行到项部，下行交会于大椎穴，再分左右沿肩胛内侧，脊柱两旁到达腰部，进入脊柱两旁的肌肉，深入体腔，络肾，属膀胱。本经脉一分支从腰部分出，沿脊柱两旁下行，穿过臀部，从大腿后侧外缘下行至腘窝中。另一分支从项分出下行，经肩胛内侧，从附分穴挟脊下行至髀枢，经大腿后侧至腘窝中与前一支脉会合，然后下行穿过腓肠肌，出走于足外踝后，沿足背外侧缘至小趾外侧端，交于足少阴肾经。主要的穴位为膈俞、肝俞、脾俞、胃俞、肾俞。

（1）膈俞

取穴：背部第7胸椎棘突下，旁开1.5寸（见图3-4b）。

主治：具有活血化瘀、养血生血、健脾补心等功效。主治贫血、皮肤过敏、少乳。

（2）肝俞

取穴：背部第9胸椎棘突下，旁开1.5寸（见图3-4b）。

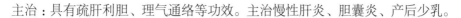
主治：具有疏肝利胆、理气通络等功效。主治慢性肝炎、胆囊炎、产后少乳。

（3）脾俞

取穴：背部第11胸椎棘突下，旁开1.5寸（见图3-4b）。

主治：具有健脾和胃、益气利湿等功效。主治胃肠消化不良、乳汁不通。

（4）胃俞

取穴：背部第12胸椎棘突下，旁开1.5寸（见图3-4b）。

主治：具有健脾和胃、健胃消食等功效。主治胃肠消化问题、乳汁不通。

（5）肾俞

取穴：位于第2腰椎棘突下，旁开1.5寸（见图3-4b）。

主治：具有强肾补肾的功效。主治腰痛、白带增多、月经不调、乳汁不通。

8.足少阴肾经

循行路线：起于足小趾之下，斜走足心，出于然骨之下，循内踝之后，别入跟中，以上踹内，出腘内廉，上股内后廉，贯脊属肾，络膀胱。其直者，从肾，上贯肝、膈，入肺中，循喉咙，挟舌本。其支者，从肺出，络心，注胸中。主要的穴位为神藏、灵墟、神封。

（1）神藏

取穴：在第2肋间隙，前正中线旁开2寸（见图3-4a）。

主治：具有宽胸理气、除烦止呕等功效。主治咳嗽、气喘、胸闷、烦满、呕吐。

（2）灵墟

取穴：在第3肋间隙，前正中线旁开2寸（见图3-4a）。

主治：具有宽胸理气等功效。主治咳嗽、痰多、急性乳腺炎、呕吐。

（3）神封

取穴：第4肋间隙，前正中线内侧旁开2寸（见图3-4a）。

主治：具有降浊升清等功效。主治咳嗽、气喘、乳少、急性乳腺炎。

9.手厥阴心包经

循行路线：起于胸中，出来属于心包，向下贯穿膈肌，连络上、中、下三焦。

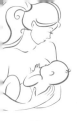
其分支从胸中出走胁部，在腋下3寸的部位（天池）又向上行至腋窝下面，再沿上臂前边，行走在手太阴肺经和手少阴心经之间，进入肘中（曲泽），下行前臂两筋（桡侧腕屈肌腱与掌长肌腱）的中间，进入掌中，沿中指出其末端（中冲）；另一条支脉从掌中分出，出无名指尺侧端（关冲）。脉气由此与手少阳三焦经相接。主要的穴位为天池。

天池

取穴：第4肋间隙，前正中线外侧旁开5寸，即乳头外旁开1寸（见图3-4a）。

主治：具有活血通络、宽胸挺乳等功效。主治咳嗽气喘、胁肋胀痛、急性乳腺炎。

10.手少阳三焦经

循行路线：起于无名指尺侧端（关冲），上出于四、五两指之间，沿手背行至腕部（阳池），向上行经尺、桡两骨之间，通过肘尖部，沿着上臂后边，到肩部，在大椎穴处与督脉相会，从足少阳胆经后面，前行进入缺盆（锁骨上窝），分布在膻中（两乳之间），脉气散布联络心包，向下贯穿膈肌，统属于上、中、下三焦。其分支从膻中部位分出，向上浅出于锁骨上窝，经颈至耳后，上行出耳上角，然后屈曲向下到达面颊，直至眼眶下部。另一条支脉从耳后（翳风）进入耳中，出行至耳前，在面颊部与前条支脉相交，到达外眼角（丝竹空、瞳子髎）。脉气由此与足少阳胆经相接。主要的穴位为肩井（交会穴）。

肩井

取穴：背部大椎穴与肩峰连线中点，肩部最高处（见图3-4b）。

主治：具有缓急止痛、疏通经络等功效。主治肩背痛、急性乳腺炎。

11.足少阳胆经

循行路线：起于眼外角（瞳子），向上达额角部，下行至耳后（风池穴），由颈侧经肩进入锁骨上窝。直行脉再走到腋下，沿胸腹侧面，在髋关节与眼外角支脉会合，然后沿下肢外侧中线下行。经外踝前，沿足背到足第4趾外侧端（足窍阴穴）。有三分支：一支从耳（风池穴）穿过耳中，经耳前到眼角外；一支从外眼角分出，下走大迎穴，与手少阳三焦经会合于目眶下，下经颊车和颈部进入锁骨上窝，继续下行胸中，穿过膈肌，络肝属胆，沿胁肋到耻骨上缘阴毛边际（气冲穴），横入髋关节

（环跳穴）；一支从足背（临泣穴）分出，沿第1～2跖骨间到拇趾甲后（大敦穴），交于足厥阴肝经。主要的穴位为风池、渊腋、足临泣。

（1）风池

取穴：平两耳垂，枕骨之下凹陷处（见图3-4b）。

主治：具有壮阳益气等功效。主治头痛、落枕、失眠、产后虚弱少乳。

（2）渊腋

取穴：腋中线上，腋下3寸，第4肋间隙中（见图3-4c）。

主治：具有疏通经络等功效。主治肩背痛、急性乳腺炎。

（3）足临泣

取穴：足背外侧，第4趾、小趾跖骨夹缝中（见图3-4a）。

主治：具有运化风气、冷降水湿等功效。主治头痛、目外眦痛、目眩、急性乳腺炎。

12.足厥阴肝经

循行路线：起于大趾背毫毛部（大敦），向上沿着足背内侧（行间、太冲），离内踝一寸（中封），上行小腿内侧（会三阴交；经蠡沟、中都、膝关），离内踝8寸处交出足太阴脾经之后，上膝腘内侧（曲泉），沿着大腿内侧（阴包、足五里、阴廉），进入阴毛中，环阴部，至小腹（急脉；会冲门、府舍、曲骨、中极、关元），夹胃旁边，属于肝，络于胆（章门、期门）；向上通过膈肌，分布胁肋部，沿气管之后，向上进入颃颡（喉头部），连接目系（眼球后的脉络联系），上行出于额部，与督脉交会于头顶。其支脉从目系下向颊里，环绕唇内。另一支脉从肝分出，通过膈肌，向上流注于肺，交于太阴肺经。主要的穴位为期门、太冲。

（1）期门

取穴：当乳头直下，第6肋间隙，前正中线旁开4寸（见图3-4a）。

主治：具有疏肝理气、降逆止呕等功效。主治腹胀、呕吐、急性乳腺炎、产后少乳。

（2）太冲

取穴：足背侧，第1、2跖骨结合部之前凹陷处（见图3-4a）。

主治：具有通经活络、宽胸理气等功效。主治肝郁、胸痛、心悸、急性乳腺炎、少乳。

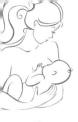

13.任脉

循行路线：起于小腹内胞宫，下出会阴毛部，经阴阜，沿腹部正中线向上经过关元等穴到达咽喉部（天突穴），再上行到达下唇内，左右分行，环绕口唇，交会于督脉之龈交穴，再分别通过鼻翼两旁，止于眼眶下（承泣穴）。主要的穴位为膻中、中脘、神阙。

（1）膻中

取穴：两乳头连线的中点（见图3-4a）。

主治：具有宽心顺气、丰胸通乳等功效。主治咳嗽、气喘、少乳。

（2）中脘

取穴：脐中上4寸（见图3-4a）。

主治：具有宽心顺气、丰胸通乳等功效。主治胃痛、胃胀、呕吐。

（3）神阙

取穴：脐中央（见图3-4a）。

主治：具有宽心顺气、丰胸通乳等功效。主治咳嗽、气喘、少乳。

14.督脉

循行路线：起于小腹内胞宫下出会阴部，向后行于脊柱内部，上达项后风府穴，进入脑内，上行巅顶，沿前额下行至鼻柱。主要的穴位为百会、神庭。

（1）百会

取穴：头顶正中线与两耳尖连线的交点处（见图3-4a）。

主治：具有安神定志、升阳举陷、通络止痛、调理情志之功效。主治眩晕、头痛、头晕。

（2）神庭

取穴：前发际正中直上0.5寸（见图3-4a）。

主治：具有安神定志等功效。主治惊悸、失眠、头晕目眩、记忆力减退、产后抑郁、少乳。

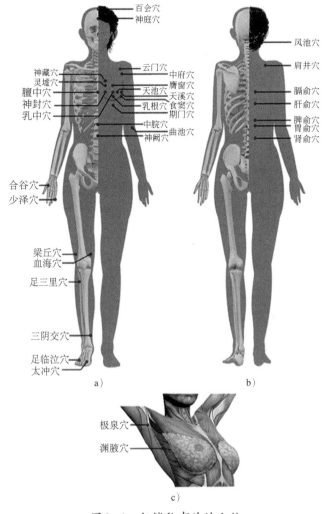

图3-4 与催乳有关的穴位

第三节 催乳按摩基本手法

保健按摩可疏肝健脾、活血化瘀、安神补气、通经行气以调节人体脏腑功能，从而达到促进血液循环、促进乳汁分泌的目的。按摩手法的基本要求是持久、均匀、柔和、渗透。

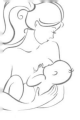

一、催乳按摩的作用和特点

1.催乳按摩的作用

（1）缓解乳房肿痛。

（2）疏通乳腺导管。

（3）缓解乳腺增生。

（4）预防急性乳腺炎。

（5）乳房保健。

2.催乳按摩的特点

（1）效果好。

（2）时间短。

（3）安全、无创伤、方便、易学。

二、按摩的基本手法

乳房按摩多采用点、按、揉、拿等基本方法，但在实际运用中需将各种方法相互配合。

1.揉法

（1）指揉法。用拇指、食指或中指的指端或螺纹面紧贴于治疗部位，做环旋揉动。

（2）掌揉法。用手掌大鱼际或掌根固定于治疗部位，做柔软缓和的揉动。

2.梳法

五指微屈，自然展开，用手指末端接触体表，做单方向滑动梳理动作。

3.捏法

（1）三指捏法。用拇指指面顶住皮肤，食指和中指在另外一侧，三指同时用力提拿肌肉，双手交替向前移动。

（2）四指捏法。拇指指腹和其他三指（食指、中指、无名指）适当用力，将肌肉提起，做一捏一放动作。

4.拿法

主要有三指拿、四指拿。用拇指和食指、无名指，或四指对称，用力提拿一定部位或穴位，一紧一松的拿捏方法。

5.掐法

用指甲或指端用力压穴位的手法。常用于足三里、肩井、极泉、曲池、合谷、少泽、行间、少商等穴位。

6.按法

用按摩棒按压穴位或用手指（拇指、食指、中指）的指端螺纹面垂直向下压的手法。

7.推法

用拇指、手掌、拳面以及肘尖紧贴治疗部位，运用适当的压力，进行单方向直线移动的手法。

8.摩法

分为指摩和掌摩，用单手或双手以及指腹，做来回直线或圆形的按摩动作。

9.点法

用指腹或指端在着力部位进行垂直按压的手法。着力要深透，并由轻到重，忌用暴力，按压时动作不宜突然放松，应慢慢减力。

10.弹拨法

用指端、肘深按至所需治疗的肌肉、肌腱或韧带组织，待出现酸胀、疼痛的指感后，再做与上述组织呈垂直方向的往返拨动。

第四节　产妇的中医体质辨识

中医将人体分为平和、气虚、阳虚、阴虚、痰湿、湿热、瘀血、气郁、特禀九种不同的体质。不同体质的人群具有不同的特征。催乳治疗强调"同病异法""异病

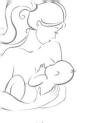

同法"的原则。

一、平和质

1.平和质的特点

平和质是理想的体质，属于"阴平阳秘，阴阳和谐"的状态，是健康生命的范本。平和质的人，阴阳气血调和，体态适中、面色红润、精力充沛、体形匀称健壮、耐受寒热、睡眠良好、患病较少，对自然环境和社会环境适应能力较强。

2.药膳应用特点

平和质药膳应用：以顺时养生、平补阴阳、调和气血等为主。

常用药食原料：山药、莲子、芡实、黄芪、龟板、乌鸡、桂圆、枸杞、黄精、大枣、薏米等。

3.注意事项

平和质者阴阳气血平衡，药膳调理不可偏补、贪补，以保持人体固有的阴阳平衡状态。所谓"不伤不扰，顺其自然"。

二、气虚质

1.气虚质的特点

气虚质是指气不足，临床常呈现疲乏气短、自汗懒言、语音低弱、精神不振、肌肉松软不实等症状，舌淡红、边有齿痕，脉虚。气虚质者易患感冒、内脏下垂、产后康复缓慢。

2.药膳应用特点

气虚质药膳应用：以培补元气、益气健脾为主。

常用药食原料：山药、莲子、芡实、黄芪、人参、西洋参、扁豆、茯苓、白术、桂圆、母鸡、乳鸽等。

3.注意事项

产后多见气虚质，中气不足，脾胃消化功能较弱，产后1～3天应给予清淡的流食、半流食，逐渐过渡到软食，忌过于黏腻、寒凉或难以消化之物，以免食滞难化，影响脾胃功能。

三、阳虚质

1.阳虚质的特点

阳虚质者阳气不足，临床常呈现畏寒怕冷、手足不温、喜热饮食、精神不振等症状，舌淡胖嫩，脉沉迟。阳虚质者一般性格内向，易患痰饮、肿胀、泄泻等。耐夏不耐冬；易感风、寒、湿邪。

2.药膳应用特点

阳虚质药膳应用：补肾温阳，以益火之源。

常用药食原料：干姜、高良姜、巴戟天、杜仲、羊肉、狗肉、牛肉等。

3.注意事项

产后大出血、术后病人往往表现为阳虚体质，即阳气亏虚，此时应忌生冷寒凉，要避免吃西瓜、梨、苦瓜等寒凉生冷之物，以免损伤阳气。

四、阴虚质

1.阴虚质的特点

阴虚质者阴液亏少，耐冬不耐夏，常呈现口燥咽干、手足心热、喜冷饮、大便干燥等症状，舌红少津，脉细数。阴虚质者一般体形偏瘦，易患虚劳、失眠等。

2.药膳应用特点

阴虚质药膳应用：滋补肾阴，以壮水为主。

常用药食原料：山萸肉、阿胶、黄精、熟地、冬虫夏草、甲鱼、枸杞、阿胶、瑶柱等。

3.注意事项

阴虚质者体内阴液不足，药膳应慎食羊肉、狗肉等温热之物，避免辛辣刺激、煎炒烹炸之物，以免耗伤阴液。

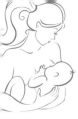

五、痰湿质

1.痰湿质的特点

痰湿质者常呈现肥胖、多汗乏力、胸闷痰多、腹部肥满、口黏苔腻、痰湿等症状。妊娠糖尿病的人多表现为痰湿体质。

2.药膳应用特点

痰湿质药膳应用：以健脾利湿、化痰泄浊为主。

常用药食原料：扁豆、白果、赤小豆、薏苡仁、萝卜、冬瓜仁、五指毛桃、茯苓、陈皮、海带等。

3.注意事项

湿偏盛者，药膳应慎食肥甘油腻、厚味滋补之物，以免助湿生痰。

六、湿热质

1.湿热质的特点

湿热质者常呈现面垢油光、口苦、心烦急躁、口苦口干、身重困倦、大便黏滞不畅或燥结、小便短赤等症状，易生痤疮，舌质偏红、苔黄腻，脉滑数。

2.药膳应用特点

湿热质药膳应用：以利湿清热为主。

常用药食原料：薏苡仁、莲子、土茯苓、木棉花、猪小肚、鸡骨草、溪黄草、赤小豆、车前草等。

3.注意事项

湿热质者体内湿热偏盛，药膳应慎食牛肉、狗肉、鹿肉、辣椒、姜、葱及肥甘厚味之物，以免助湿生热。

七、瘀血质

1.瘀血质的特点

瘀血质者血行不畅，临床常呈现肤色晦暗、色素沉着、瘀斑、性格抑郁、健忘等症状，舌质紫黯或有瘀点、舌下络脉紫黯或增粗，脉涩。易患痛证、血证等。不耐受寒邪。

2.药膳应用特点

瘀血质药膳应用：以活血化瘀、行气通络为主。

常用药食原料：黑豆、黄豆、山楂、黑木耳、红糖、红花、三七等，适量饮用葡萄酒，对改善瘀血症状有一定益处。

3.注意事项

产后初期多见瘀血质，因其气机失调，血行不畅，应慎食冰冻饮料等寒凉之品，以免影响气血运行。保持心情舒畅是瘀血质调理的重要环节。

八、气郁质

1.气郁质的特点

气郁质者表现是气机郁滞，临床常呈现神情抑郁、忧虑脆弱、多愁善感、易患脏躁和梅核气等症状。舌淡红、苔薄白，脉弦。气郁质是产后抑郁症的表现。

2.药膳应用特点

气郁质药膳应用：以疏肝理气为主。

常用药食原料：大麦、荞麦、高粱、萝卜、陈皮等。

3.注意事项

产后易心情抑郁，应慎食雪糕、冰淇淋、冰冻饮料等寒凉之品，以免影响气血运行。进行心理咨询和心理疏导，保持心情舒畅，也是气郁质调理的重要环节。

九、特禀质

1.特禀质的特点

特禀质者以生理缺陷、过敏反应等为主要特征。包括过敏体质、遗传性疾病等。过敏体质者常见哮喘、风团、咽痒、鼻塞、打喷嚏等症状。

2.药膳应用特点

特禀质药膳应用：以益气固表、养血消风为主。

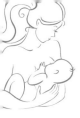

常用药食原料：黄芪、当归、防风、白术、荆芥、红花等。

3.注意事项

特禀质者先天不足，异于常人。药膳应避免蚕豆、虾蟹、辣椒等致敏、辛辣之物；避免肥甘油腻；避免接触如尘螨、花粉、油漆等各种致敏物质。

第五节　催乳和回乳的常用食物与中药

一、催乳常用食物

1.猪肉

性味归经：味甘、咸，性平。入脾、胃、肾经。

功效与应用：滋阴润燥，益气。可用于产后体弱、疲倦乏力、缺乳等。

营养特点：猪肉、牛肉、羊肉均属于畜肉类，富含优质蛋白，多不饱和脂肪酸占30%～40%。锌、铁的含量高，钙的含量低，B族维生素含量高。

2.猪蹄

性味归经：味甘、咸，性平。入脾、胃、肾经。

功效与应用：补血、通乳、托疮。可用于产后乳少、虚弱、痹疮、疮毒等。在猪蹄汤中加上通草，加强催乳的效果。

营养特点：富含胶原蛋白、脂肪。胶原蛋白不属于优质蛋白，猪皮中胆固醇含量高。

注意事项：不适合高血脂、高胆固醇血症的产妇。

3.羊肉

性味归经：味甘，性温。入脾、肾经。

功效与应用：益气补虚，温中暖下。可用于产后体虚、脾肾阳虚、胃脘或腰酸冷痛等。

营养特点：蛋白质含量高，属于优质蛋白，铁和锌的含量高，适合贫血的产妇。

注意事项：外感或内有宿热者慎食。

4.猪肝

性味归经：味甘、苦，性温。入肝经。

功效与应用：补肝、明目、养血。可用于产后血虚、产后乳少、萎黄、夜盲、目赤、浮肿、脚气、癌症、贫血等。

营养特点：富含维生素，尤其是维生素A和维生素D，铁、锌、硒的含量高，适合贫血的产妇。肝脏的胆固醇含量也高。

注意事项：不适合高血脂、高胆固醇血症的产妇。

5.兔肉

性味归经：味甘，性凉。入肝、大肠经。

功效与应用：补中健胃，益脑健智。可用于产后体虚、脾胃虚弱、记忆力减退等。

6.鸡肉

性味归经：味甘，性温。入脾、胃经。

功效与应用：温中益气，补精添髓。可用于产后体弱、脾胃虚弱等。

营养特点：蛋白质含量高，属于优质蛋白，饱和脂肪酸的比例低于畜肉类，鸡皮中脂肪和胆固醇含量高。肥胖的产妇，可以去皮食用。

注意事项：实证、邪毒未清者不宜食用。

7.鸡蛋

性味归经：味甘，性平。入心、肾经。

功效与应用：滋阴润燥，养心安神。可用于体虚和日常保健。

营养特点：蛋白质含量占13%左右，为优质蛋白，蛋黄中维生素、矿物质含量高，尤其是维生素D的含量很高，胆固醇的含量也高。

8.鲤鱼

性味归经：味甘，性平。入脾经。

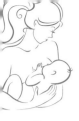

功效与应用：利水消肿，下乳汁。可用于水肿及产后缺乳等。

营养特点：鱼类的营养特点为蛋白质含量丰富，且容易消化，属于优质蛋白。脂肪含量低，海鱼多不饱和脂肪酸含量高，能促进婴幼儿神经系统发育。鱼肝中含有丰富的维生素A和维生素D。淡水鱼碘的含量低于海鱼。各种鱼类均适合产妇。

9.鲫鱼

性味归经：味甘，性平。入肾、脾经。

功效与应用：健脾利湿、利尿消肿、清热解毒、温中下气、通络下乳。可用于脾胃虚弱、食少、乏力、水肿、产后缺乳等。

10.鲶鱼（鲇鱼）

性味归经：味甘，性温。入胃、膀胱经。

功效与应用：滋阴补虚，开胃、催乳。可用于产后体虚、气血亏虚、缺乳等。

11.乌贼

性味归经：味咸，性平。入肾、脾经。

功效与应用：养血、通经、催乳、补脾、益肾、滋阴、调经、止带。可用于缺乳、月经不调、水肿、湿痹、痔疮等的调理。

营养特点：蛋白质、胆固醇及碘的含量均高。

12.章鱼

性味归经：味甘、咸，性平。入肝、肾经。

功效与应用：养血通乳、解毒、生肌。可用于血虚经行不畅、产后缺乳、疮疡久溃。

营养特点：含有丰富的蛋白质、锌、硒、碘等微量元素以及维生素等，同时富含牛磺酸。章鱼胆固醇含量高，不适合高脂血症的产妇。

13.海参

性味归经：味咸，性温。入肾、脾经。

功效与应用：养血、通经、催乳、补脾、益肾、滋阴、调经、止带。可用于虚劳羸弱、气血不足、产后体虚少乳。

营养特点：蛋白质、碘含量高，脂肪含量低。

14.小米

性味归经：味甘、咸，性凉。入脾、胃、肾经。

功效与应用：健脾和胃、补益虚损、和中益肾、镇静安眠。可用于脾胃虚弱、泄泻、产后缺乳等。

营养特点：属于谷类，碳水化合物占70%，主要为淀粉，维生素B族含量高于大米、小麦。

15.黄豆

性味归经：味甘，性平。入脾、大肠经。

功效与应用：健脾益气，下乳汁。可用于脾气虚弱及产后缺乳。

营养特点：大豆类蛋白质含量高，属于优质蛋白；脂肪含量高，富含多不饱和脂肪酸及卵磷脂，铁、钙等矿物质含量高，可以帮助产后出血、贫血者补铁，与牛奶同服，牛奶中的维生素D可以促进钙的吸收；维生素B族含量比谷类高，维生素E的含量高。发芽的大豆维生素C的含量也高。

16.豆腐

性味归经：味甘，性凉。入脾、肺、大肠经。

功效与应用：益气和中、生津润燥、清热解毒。可用于乳汁不足，能补气血，促进乳汁分泌。其他豆制品，如豆腐干、豆浆、豆腐皮、豆腐脑等也适宜乳汁缺乏的产妇食用。

营养特点：同黄豆。

17.花生

性味归经：味甘，性平。入脾、肺经。

功效与应用：润肺、和胃、下乳汁。可用于燥咳、消化不良、产后缺乳等。

营养特点：富含蛋白质、多不饱和脂肪酸、维生素E。

18.黑芝麻

性味归经：味甘，性平。入肝、肾、大肠经。

功效与应用：补益肝肾、益气养血。可用于产后气血不足、体虚缺乳、肝肾不足所致的脱发、须发早白、皮肤干燥、便秘等。

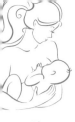

营养特点：蛋白质含量高，属于优质蛋白，多不饱和脂肪酸的含量高，钙和铁的含量高。

注意事项：脾弱、便溏者不宜食用。

19.红糖

性味归经：味甘，性温。入心、肺、脾、肝经。

功效与应用：润心肺、和中助脾、补血、破瘀。可用于心腹热胀、口干欲饮、咽喉肿痛、肺热咳嗽、心肺及大小肠热、产后恶露未尽、产后缺乳等。

营养特点：属于纯能量食物，产后虚弱者可以及时补充红糖。

注意事项：湿热痰滞病者慎服。肥胖者要控制纯糖类食物，患糖尿病的产妇应避免食用。

20.木瓜

性味归经：味酸，性温。入肝、脾经。

功效与应用：舒筋活络、和胃化湿。可用于治疗湿痹拘挛、腰膝关节酸重疼痛、暑湿吐泻、转筋挛痛、脚气、水肿、产后缺乳等。

营养特点：木瓜富含花青素、胡萝卜素、维生素C及铁、钙、钾等矿物质。

21.莴苣

性味归经：味苦，性凉。入胃、大肠经。

功效与应用：通经脉、开胸膈、利气、通乳汁、利小便。可用于乳汁不通。

营养特点：莴苣中各种维生素、矿物质、膳食纤维含量丰富。

二、催乳常用中药

1.生姜

性味归经：味辛，性温。入肺、脾、胃经。

功效与应用：发汗解表，温中止呕，解鱼蟹毒。可用于产后受寒、风寒感冒、胃寒呕吐等。

注意事项：热症不宜食用。姜有生姜、干姜之分，生姜性温，擅长发汗解表，治疗表寒症；干姜性热，偏于温中散寒，治疗里寒症。

2.通草

性味归经：味甘、淡，性微寒。入肺、胃经。

功效与应用：清热利尿，通气下乳。可治疗水肿、尿少、乳汁不下等。用于乳汁少的产妇，可与猪蹄、川芎、甘草等熬汤服用。

3.木通

性味归经：味苦，性凉。入心、小肠、膀胱经。

功效与应用：泻火行水，通利血脉。可用于小便赤涩、水肿、胸中烦热、乳汁不通。

注意事项：内无湿热、津亏、气弱、精滑、尿频者及孕妇忌用。木通具有肾毒性，应慎用。

4.路路通

性味归经：味苦，性平。入肝、肾经。

功效与应用：利水通经，祛风活络。可用于关节痹痛、麻木拘挛、水肿胀满、乳少、经闭。

5.漏芦

性味归经：味苦，性寒。入胃经。

功效与应用：消痈，下乳，清热解毒，舒筋通脉。可用于急性乳腺炎肿痛、湿痹拘挛、乳汁不通。

6.王不留行

性味归经：味苦，性平。入肝、胃经。

功效与应用：利尿通淋，下乳，消痈，活血通经。可用于产后缺乳、血淋、石淋等。

7.龙眼肉（桂圆）

性味归经：味甘，性平。入心、脾经。

功效与应用：养心脾，益气血。可用于产后缺乳、血虚失眠、心悸等。

注意事项：外感实邪及痰饮胀满者勿食。

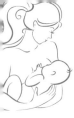

8. 荔枝

性味归经：味甘、酸，性温。入脾、肝经。

功效与应用：滋补精血，健脾止泻。可用于产后血虚、缺乳及脾虚久泻。

注意事项：多食易上火。

9. 桑椹

性味归经：味甘，性寒。入肝、肾经。

功效与应用：补肝益肾，滋阴养血。可用于产后缺乳、肝肾阴虚、头发早白、头晕目眩等。

注意事项：脾胃虚寒、泄泻者勿食。

10. 人参

性味归经：味甘、微苦，性温。入肺、脾经。

功效与应用：大补元气，安神增智。可用于元气虚、脉微欲绝等重危症候，以及气血亏虚所致的心悸、失眠、健忘、缺乳等。

注意事项：无虚症者不宜服用，不宜与莱菔子、藜芦、五灵脂、皂荚同用。宜小火另煎，再将人参汁兑入汤中饮服，或研成粉末吞服。

11. 西洋参

性味归经：味苦、微甘，性凉。入心、肺、肾经。

功效与应用：补气养阴，清热生津。可用于肺气阴虚所致的咳嗽、气短；主治阴虚火旺所致的咳嗽、气短、咳血痰，热病烦渴，肠燥便秘等。

注意事项：本品性凉，脾胃虚寒者不宜食用。

12. 党参

性味归经：味甘，性平。入脾、肺经。

功效与应用：健脾益气，益肺气。可用于脾胃虚弱所致的疲倦无力、食欲差、大便溏泄，肺气虚所致的咳嗽、气短、声音低弱、缺乳等。

注意事项：表证未解而中满邪实者不宜服用。

13. 黄芪

性味归经：味甘，性微温。入脾、肺经。

功效与应用：补气升阳，固表止汗，利尿消肿。可用于产后乳汁不足、脾肺气虚所致的食少便溏、气短乏力，或中气下陷导致的久泻脱肛、脏器下垂，表虚自汗，气虚不能运化水湿引起的颜面浮肿、小便不利等。

注意事项：本品较热，容易助火，有热象者不宜食用。止汗收敛之性较强，表实邪盛者不宜用。补中益气宜炙用，其他多生用。

14.大枣

性味归经：味甘，性温。入脾、胃经。

功效与应用：补中益气，养血安神，缓和药性。可用于产后气血不足、脾虚食少便溏，倦怠乏力，血虚萎黄，神志不安等。用于药性较峻烈的药膳方中，可以减少烈性药的副作用，从而保护正气。

注意事项：湿盛脘腹胀满、食积、虫积、龋齿作痛，以及痰热咳嗽均不宜服用。

15.阿胶

性味归经：味甘，性平。入肺、肝、肾经。

功效与应用：滋阴润肺，补血、止血。可用于肺阴虚所致的干咳少痰、咽干、痰中带血、久咳不愈；血虚所致的面色苍白、心慌头晕以及产后出血淋漓不尽、缺乳等。

注意事项：本品较滋腻，有碍消化，脾胃虚弱、食欲不振者不宜服用。溶化兑服或打碎以煎好的药汁溶化后服用。

16.当归

性味归经：味甘、辛，性温。入肝、心、脾经。

功效与应用：补血活血，行气止痛，润肠通便。用于血虚所致的面色苍白、心慌气短、头晕眼花，血虚血瘀引起的月经不调、痛经、产后缺乳，血虚肠燥引起的大便秘结。

注意事项：本品较滋润，大便泄泻或痰湿较重者不宜服用。

17.何首乌

性味归经：味苦、甘、涩，性微温。入肝、肾经。

功效与应用：补益精血，润肠通便。可用于精血亏损所致的头晕眼花、疲乏无

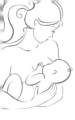

力、心慌气短、腰膝酸软、头发早白以及产后血虚所致的肠燥便秘。

注意事项：本品腻滋，大便溏泻或痰湿较重者不宜服用。

18. 菟丝子

性味归经：味甘，性平。入肝、肾经。

功效与应用：补肾固精，养肝明目，健脾止泻。用于肾虚所致的遗尿、尿频、白带过多、腰膝酸软等，也用于肝肾不足所致的头晕眼花、视物不清。

注意事项：本品性平，但偏于补阳，阴虚火旺或实热证者不宜服用。

19. 冬虫夏草

性味归经：味甘，性温。入肾、肺经。

功效与应用：补肺肾，止咳喘。可用于产后缺乳、肺肾不足、精血亏虚所致的腰腿酸软、气短懒言以及肺肾虚所致的久咳虚喘或咯血。

注意事项：外感表邪未清者不宜服用。

20. 玫瑰花

性味归经：味甘、微苦，性温。入肝、脾经。

功效与应用：疏肝理气，活血化瘀，美容。可用于肝郁气滞或气滞血瘀所致的乳汁淤积、胃腹胀满、面色无华有斑、月经不调、经前乳房胀痛、痛经、跌打损伤等。

注意事项：对花粉过敏者慎用。

三、回乳常用食物

1. 韭菜

性味归经：味辛，性温。入肝、胃、肾经。

功效与应用：温阳，散血。可用于回乳、瘀血疼痛。

营养特点：含有丰富的维生素C、维生素B_1、维生素B_2、烟酸、胡萝卜素及矿物质，还含有丰富的膳食纤维，可以促进肠道蠕动。

注意事项：韭菜性温，可治疗阴虚内热、痈肿疮疡、目疾。具有回乳之功效，哺乳期慎食。

2.螃蟹

性味归经：味咸，性寒，入肝、胃经。

功效与应用：清热解毒、养筋活血、通经络、补骨添髓、滋肝阴。可用于黄疸、瘀血、腰腿酸痛和风湿性关节炎、产后回乳。

营养特点：富含蛋白质及硒、锌等矿物质。

3.白萝卜

性味归经：味辛、甘，性凉。入肺、胃经。

功效与应用：下气消食，化痰。可用于产后乳汁淤积、食积、咳嗽痰多。

营养特点：富含膳食纤维，可促进肠蠕动，预防便秘。水溶性维生素尤其是维生素C含量高。

注意事项：不可与人参同服，以免降低人参补气的作用。

4.生山楂

性味归经：味酸、甘，性微温。入脾、胃、肝经。

功效与应用：消食化积，健脾止泻，行气散瘀。可用于回乳，肉食积滞之脘腹胀满、嗳气吞酸、腹痛便溏、瘀阻肿痛、跌打损伤、瘀血疼痛。

营养特点：富含维生素C、β胡萝卜素，果胶含量也高。

注意事项：本品酸甘微温，胃酸过多、消化性溃疡和龋齿者及服用滋补药品期间忌食用。

四、回乳常用中药

1.麦芽

性味归经：味甘，性平。入脾、胃、肝经。

功效与应用：消食健胃，回乳。可用于食积不消、脘腹胀满、食欲不振等。回乳时，可取炒麦芽100 g，煎水服。

注意事项：哺乳期的妇女不宜服用。

2.生枇杷叶

性味归经：味苦，性平。入肺、胃经。

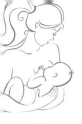

功效与应用：泻肺降火、清热化痰、和胃降气。可用于痰热咳嗽、呕逆、哕吐、产后回乳。

3.花椒

性味归经：味辛，性热。入脾、胃经。

功效与应用：芳香健胃，温中散寒，除湿止痛，杀虫解毒，止痒解腥。可用于呕吐、风寒湿痹、齿痛、产后回乳。

第六节　产后药膳食用原则及常用药膳

一、药膳食用原则

1.产后前3天应给予清淡的流食、半流食，再逐渐过渡到软食。少盐、少油，不宜食用大量高能量、高脂肪的浓汤。3天后可以逐渐增加蛋白质、脂肪等，每天总能量达到2 300 kcal。给予含维生素丰富的蔬菜和水果，防止出现便秘。产后容易出现贫血症状，应给予含铁丰富的食物，如瘦肉、动物肝脏等，注意钙的补充。

2.不宜进食生冷、寒凉的食物，以免损伤脾胃，也不宜吃辛辣刺激的食物，以免耗伤气血。

3.气血虚、乳汁化生之源不足导致乳汁分泌不足而引起缺乳，食疗应该注意补虚，宜选择滋补食物以补气养血，如当归生姜羊肉汤、通草猪蹄催乳汤等。

4.产后第3天开始，乳汁分泌量增加，由于母乳喂养不当或乳腺导管不通，肝郁气滞会导致乳汁淤积，可进行局部乳腺疏通治疗。

二、产后常用药膳

1.当归生姜羊肉汤

原料：当归15 g，姜5片，羊肉500 g，陈皮3 g，大枣（去核）5 g。

制法：

（1）当归、大枣洗净，陈皮洗净浸泡30 min。

（2）羊肉切块洗净后焯水去血污。

（3）将所有原料及沸水5～6碗放入炖盅，加盖，隔水炖2 h，精盐调味即可。

功效：温中补血，调经散寒。

适宜人群：

（1）用于血虚寒凝引起的产后腹痛、气血亏虚型产后缺乳的调理。

（2）适合贫血、剖宫产术后、盆腔炎、宫颈炎、附件炎等疾病的调治。

（3）阳虚体质者食用更佳。

注意事项：本品药性偏温，湿热、阴虚体质者慎用。夏季不宜多服。外感人群不宜食用。

2.通草猪蹄章鱼催乳汤

原料：新鲜猪蹄1只，章鱼200 g，通草6 g。

制作：

（1）先把猪蹄洗净，刮净皮毛，将章鱼与通草一同放在砂锅中。

（2）加适量清水煮成汤。大火烧开后改文火煮1～2 h。

功效：补血活血、利水通乳。

适宜人群：

（1）用于气血两虚引起的面色无华、倦怠乏力、头晕等症状的调理。

（2）适合产后乳汁分泌不足导致缺乳的调治。

（3）适合血瘀类人群。

注意事项：本品以补血活血为主，湿热、痰湿体质者慎用。一般在产后血性恶露排出后才可食用，乳汁淤积者不可食用。

3.木瓜鱼尾汤

原料：木瓜750 g，鲩鱼尾600 g，盐1茶匙，生姜3片，油1汤匙。

制作：

（1）木瓜去核、去皮、切块。

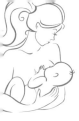

（2）起油锅，放入姜片，煎香鲩鱼尾。

（3）木瓜放入锅内，用8碗水烧开。

（4）加2碗开水倒入锅中，与已煎香的鱼尾同煮片刻，再将鱼尾连汤倒回锅内，用文火煲1h，下盐调味即可。

功效：滋阴益气。

适宜人群：

（1）适合胃阴虚津亏消瘦者。

（2）用于气阴两虚引起的倦怠乏力、头晕、舌红少苔、颧红等症状的调理。

（3）适合剖宫产术后、产后乳汁分泌不足引起缺乳等疾病的调治。

（4）气阴亏虚体质者食用更佳。

注意事项：本品以滋阴益气为主，湿热、痰湿体质者不宜食用。

4. 参芪当归母鸡汤

原料：当归10g，党参15g，黄芪15g，生姜3片，母鸡半只。

制作：

（1）将母鸡宰杀去毛剖净，半只洗净斩件；党参、当归、黄芪、生姜洗净。

（2）将母鸡肉放入锅内，加清水没过鸡肉，大火加热至沸腾后捞出，用清水冲去表面的浮沫。

（3）将过水的母鸡肉、党参、当归、黄芪放入炖盅后加适量的水，加盖后用文火隔水炖2h，精盐调味即可。

功效：补益气血。

适宜人群：

（1）用于气血两虚引起的面色无华、倦怠乏力、头晕等症状的调理。

（2）适合贫血、剖宫产术后、产后乳汁分泌不足导致缺乳等气血亏虚体质者的调治。

注意事项：本品以益气补血为主，湿热、痰湿体质者慎用。外感人群不宜食用。一般在产后血性恶露排出后才可食用。乳汁淤积者不可食用。

5.花旗参炖竹丝鸡

原料：花旗参片10 g，大枣（去核）10 g，乌鸡300 g，瘦肉200 g，姜2片。

制作：

（1）花旗参、大枣洗净。

（2）乌鸡斩件，瘦肉切小块，均焯水去血污。

（3）将所有原料及适量沸水放入炖盅，加盖，隔水炖2 h，精盐调味即可。

功效：益气养血。

适宜人群：

（1）用于气血亏虚引起的少气懒言、消瘦无力、心悸尿频，头晕眼花、月经不调等症状的调理。

（2）适合贫血、剖宫产术后、产后乳汁分泌不足导致缺乳等气血亏虚体质者的调治。

注意事项：本品以补益为主，湿热体质者慎用。外感人群不宜服用。一般在产后血性恶露排出后才可食用。乳汁淤积者不可食用。

6.虫草花花胶炖乌鸡

原料：虫草花30 g，干花胶20 g，桂圆10 g，陈皮3 g，乌鸡250 g，瘦肉200 g，姜2片。

制作：

（1）陈皮洗净浸软，刮去瓤。花胶浸焗发好，虫草花、桂圆洗净。

（2）乌鸡斩件，瘦肉切小块，焯水去血污。

（3）除花胶外，将所有原料及适量沸水放入炖盅，加盖，隔水炖1 h，放入花胶再炖1 h，精盐调味即可。

功效：益气养血，滋阴养颜。

适宜人群：

（1）用于气血亏虚引起的面色无华、乏力肢倦、月经不调等症状的调理。

（2）适合贫血及术后、产后乳汁分泌不足导致缺乳等的调治。

注意事项：本品以滋补为主，湿热、痰湿体质者慎用。外感人群不宜服用。一

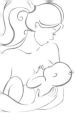

一般在产后血性恶露排出后才可食用。乳汁淤积者不可食用。

7. 王不留行炖猪蹄

原料：猪蹄1只，王不留行12g，调味料若干。

制作：

（1）猪蹄斩开。

（2）将王不留行用纱布包裹，和洗净的猪蹄一起放进锅内。

（3）加水及调味料煮烂即可食用。

功效：疏肝解郁、活血止痛。

适宜人群：

（1）适合产后乳汁淤积者。

（2）用于肝郁气滞引起的胁肋部胀痛、胸闷、叹息、乳房胀痛等症状。

注意事项：一般在产后血性恶露排出后才可食用。

8. 菟丝子炖狗肉

原料：狗肉500g，菟丝子10g，姜2片，红枣（去核）10g。

制法：

（1）菟丝子、红枣洗净。

（2）狗肉斩块洗净后焯水去血污。

（3）将所有原料及沸水5～6碗放入炖盅，加盖，隔水炖2h，精盐调味即可。

功效：温脾暖肾，益精祛寒。

适宜人群：

（1）用于脾肾阳虚引起的畏寒肢冷、腹痛便溏、腰膝酸软等症状的调理。

（2）适合慢性胃炎、慢性肾炎等疾病的调治。

（3）阳虚体质者食用更佳。

（4）产后气血亏虚者适宜。

注意事项：本品偏温补，湿热、阴虚体质者慎食。夏季不宜多食。外感人群不宜食用。

9.甜醋猪脚姜

原料：甜醋3 000 g，黑米醋500 g，冰糖适量，生姜2 500 g，鸡蛋30只，猪脚2 500 g，盐适量。

制作：

（1）鸡蛋煮熟，生姜去皮切成厚片。

（2）猪脚去毛、斩件，焯水去血污。

（3）将甜醋、黑米醋、冰糖、生姜、鸡蛋、盐放入瓦煲里，大火煮沸后加入猪脚，大火煲开后转小火，1 h左右即可。

功效：补气血、暖脾胃、通脉下乳、祛风散寒。

适宜人群：

（1）用于产妇气血亏虚引起的乳汁稀少、不欲饮食、畏寒乏力、恶露不尽等症状的调理。

（2）适合慢性消耗性疾病及产后、手术后血亏虚者等的调治。

注意事项：本品以滋补为主，药性稍温，湿热、燥热体质者不宜食用。糖尿病人不可食用。外感人群不宜食用。一般产后2周左右可以食用。

10.枣仁小米粥

原料：枣仁30 g，小米60 g，蜂蜜适量。

制法：

（1）枣仁洗净后加水煮沸，去渣。

（2）小米洗净后放入枣仁水中煮粥，食用时加入蜂蜜。

（3）晚餐或睡前食用。

功效：健脾养心、补益气血。

适宜人群：

（1）用于心脾两虚所致的失眠心悸、乏力健忘等症状的调理。

（2）适合神经官能症、长期失眠等疾病的调理。

（3）产后气血两虚者食用更佳。

注意事项：本品以补气血为主，湿热阳盛者慎用。

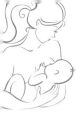

11.芝麻盐

原料：黑芝麻或白芝麻50 g，食盐适量。

制法：

（1）将芝麻炒熟，待冷后，同盐一起用擀面杖擀成细粉备用。

（2）可撒于粥上或与煮鸡蛋蘸食。

功效：滋阴养血，益精生乳。

适宜人群：适合产妇及肝肾亏虚者。

12.桂圆银耳大枣羹

原料：桂圆50 g，银耳100 g，大枣（去核）50 g，冰糖100 g。

制作：

（1）桂圆洗净，银耳水发后切碎。

（2）将原料及清水4～5碗放入锅里，用慢火煲1 h，放入冰糖煮溶即可。

功效：驻容养颜，补血安神。

适宜人群：

（1）用于气血亏虚引起的面色少华、失眠多梦、乏力倦怠等症状的调理。

（2）适合贫血、剖宫产术后、产后缺乳等气血亏虚体质者的调治。可作为加餐食用。

注意事项：本品味甘黏腻，痰湿、湿热体质者慎用。外感人群不宜食用。糖尿病患者不宜食用。

13.固元膏

原料：阿胶250 g（冬天可用500 g），黑芝麻500 g，核桃仁500 g，冰糖250 g，黄酒1 000 g。

制作：

（1）将阿胶打碎；黑芝麻洗净，炒干；核桃仁稍焙干；大枣洗净，去核；以上四种原料与冰糖一同放入粉碎机中粉碎。

（2）粉碎物放入大盆里，倒入黄酒1 000 g，搅拌均匀后，盖好盖子，再放入大锅内隔水蒸。先大火蒸15 min，再小火蒸1.5 h。冷藏备食。

功效：养阴安神，补血止血，清肺润燥，美容益智。

适宜人群：

（1）用于阴血亏虚引起的失眠心悸、自汗盗汗、面容憔悴少华、乏力咳喘、记忆力减退、月经不调等症状的调理。

（2）适合贫血及剖宫产术后、产后乳汁分泌减少等的调理。

（3）阴虚体质者食用更佳。

注意事项：本品以补益为主，性偏滋腻，阳虚、气虚、痰湿、湿热体质者均需慎食。糖尿病患者不宜食用。外感人群不宜食用。乳汁淤积者不宜食用。

14. 桂圆红枣糕

原料：桂圆、红枣（去核）各30 g，枸杞子10 g，低筋面粉250 g，鸡蛋清250 g，红糖粉150 g，花生油150 g，精盐2 g，泡打粉6 g。

制作：

（1）桂圆、红枣、枸杞子温水浸泡透，桂圆切碎，红枣压茸。

（2）将桂圆、红枣、枸杞子、鸡蛋清、红糖粉、泡打粉、低筋粉、精盐放入盆里拌匀，加入花生油拌匀成糊状。

（3）放入垫好纸杯（或扫油）的模具中，入蒸笼大火蒸熟即可。

功效：滋补养血，润肤养颜。

适宜人群：

（1）用于阴血亏虚引起的面容憔悴、乏力肢倦、头晕心悸等症状的调理。

（2）适合贫血、剖宫产术后、产后气血亏虚等的调治。

（3）阴血亏虚体质者食用更佳。

注意事项：本品以补益为主，痰湿、湿热体质者不宜食用。糖尿病患者可将红糖改为木糖醇。外感人群不宜食用。

15. 人参枸杞酒

原料：人参6 g，枸杞子100 g，熟地黄30 g，冰糖100 g，白酒2 000 g。

制作：

（1）人参去除芦头，用湿布润软，切片；枸杞子与熟地黄除去杂质、洗净，装

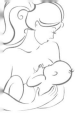

入纱布袋内，扎紧袋口。

（2）冰糖放入锅中，用适量清水加热溶化至沸，微炼至黄色时，趁热用纱布过滤去渣备用。

（3）将白酒装入酒坛内，将药袋放入酒中，加盖密闭，每日翻动搅拌1次，浸泡10～15天，泡至参杞色淡味薄，用细布滤除沉淀，加入冰糖搅匀，静置过滤，再澄清即可。

功效：益气补血。

适宜人群：

（1）用于气血两虚引起的面色无华、倦怠乏力、头晕等症状的调理。

（2）适合贫血、剖宫产术后、产后缺乳等的调治。

（3）气血亏虚体质者食用更佳。

注意事项：本品以益气补血为主，湿热、痰湿体质者慎食。外感人群不宜食用。

16. 虾米酒汤

原料：鲜虾米100g，米酒、食盐适量。

制作：

（1）鲜虾米冲洗干净，放入锅中。

（2）加黄酒、清水、食盐，煮熟即成。

功效：通乳、下乳。

适宜人群：适合产后肝郁气滞者。

注意事项：本品属于发物，皮肤过敏者不宜食用。

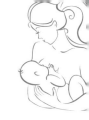

第四章
哺乳期的营养指导

第一节　哺乳期的生理变化

一、生殖系统的生理变化

产褥期是指产妇由胎盘娩出到全身各器官除乳腺外恢复至妊娠前状态的时期，一般需要6～8周，也就是42～56天（传统的"坐月子"只是产褥期的前30天）。

1.子宫

正常情况下，产后第一天子宫底部在脐下两横指处，以后每天下降1～2 cm。到产后第7天，在耻骨联合上刚可触及，随着子宫的缩小，产后第10天，其底部降至骨盆内而在腹部不能触及。子宫恢复的快慢与产妇的年龄、产程长短、健康状况、分娩方式、是否哺乳以及分娩次数有关。由于胎儿的娩出和胎盘的剥离，在子宫内膜表面形成创面，约于产后第3周，除胎盘附着的部位外，宫腔表面均由新生内膜覆盖，胎盘附着部位的内膜全部修复需6～8周。在此期间坚持母乳喂养，对子宫的收缩复旧有促进作用。恶露是含有血液、坏死蜕膜等组织，经阴道排出的败血浊液，分为以下三种：

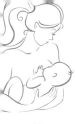
（1）血性恶露。色鲜红，含大量血液。量多，有时有小血块，有少量胎膜及坏死蜕膜组织。

（2）浆液恶露。色淡红，含大量浆液、少量红细胞及白细胞，但有较多的坏死蜕膜组织、宫颈黏液、宫腔渗出液。

（3）白色恶露。黏稠，色泽较白。含大量白细胞、坏死蜕膜组织、表皮细胞及细菌等。

正常恶露有血腥味，但无臭味，可持续4～6周，且个体差异较大。血性恶露约持续3天，然后逐渐转为浆液恶露，约2周后变为白色恶露，约持续3周。若子宫复旧不全或宫腔内残留胎盘、胎膜或合并感染时恶露量会增多，血性恶露持续时间也会延长并有臭味。

2.阴道

顺产产妇的外阴因分娩压迫而产生水肿、疼痛，导致处女膜撕裂，轻度水肿一般在产后2～3日内逐渐消退，但处女膜撕裂则不能恢复原状，而成为经产妇的特征。生产后阴道口不再被大阴唇覆盖，阴道口裸露在外阴部。阴道腔逐渐缩小，阴道壁肌张力逐渐恢复。如生产时经过挤压撕裂，阴道组织就会受到损伤，其恢复需要更长的时间，产后及时锻炼可加快会阴部肌肉弹性的恢复。

二、腹部与盆腔变化

由于受妊娠期腹壁长期膨胀的影响，弹力纤维断裂，使腹肌呈不同程度的分离，在产后表现为腹壁明显松弛，需6～8周才能恢复。腹部肌张力的恢复与产后腹肌锻炼、产次及营养有关。妊娠期出现的下腹正中线色素沉着在产褥期会逐渐消退。紫红色的妊娠纹将变为白色且不能消退。

在分娩过程中，由于胎头长时间压迫，盆底肌肉和筋膜因过度伸展而导致弹性降低，并可有部分肌纤维断裂。如无严重损伤，产后1周内水肿和瘀血就能迅速消退；如盆底肌肉和筋膜发生严重损伤、撕裂或产褥期过早进行重体力劳动，则可影响盆底组织恢复，导致阴道壁膨出，甚至子宫脱垂。产褥期如能坚持产后康复训练，盆底肌肉则可恢复至接近非孕状态。

三、体重的变化

在怀孕期间，标准体重的女性（体质指数18～24）孕期体重增加约12.5 kg，母体在正常条件下可储备约2.5 kg的体脂，在哺乳过程中可逐步消耗，故大部分女性在哺乳一年后可以恢复至孕前的体重，部分女性则可因哺乳而使体重减轻。

第二节　哺乳期的营养

哺乳期妇女摄入充足的营养，一方面是为泌乳提供物质基础，另一方面是满足恢复或维持身体健康的需要。

一、哺乳期的营养需求

1.能量

哺乳期妇女对能量需要的增加，是为满足泌乳本身需要消耗的能量及乳汁本身所含的能量。孕期的脂肪储备可为泌乳提供约1/3的能量，另外2/3的能量需要由膳食提供。哺乳期妇女的能量需要量（EER）在非孕妇女的基础上增加500 kcal/d，如轻度身体活动水平的哺乳期妇女EER为1 800 kcal/d+500 kcal/d=2 300 kcal/d。可根据泌乳量和体重来判断其能量摄入是否充足，能量摄入充足者，泌乳量应能满足婴儿的需要，且能逐渐恢复至孕前的体重。

2.蛋白质

哺乳期妇女摄入充足的蛋白质对维持婴儿的正常生长、发育十分重要。母乳蛋白质含量平均为1.2%，乳汁中蛋白质的质量取决于摄入的蛋白质质量，如果膳食蛋白质的生物价低，则转变成乳汁蛋白质的效率就会更低。哺乳期妇女的蛋白质营养状况对乳汁分泌的影响很大，足量、优质的蛋白质有促进泌乳的作用。因此，为满足哺

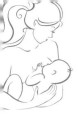

乳期妇女对蛋白质的需要，需额外增加蛋白质的供给量为25 g/d，优质蛋白质应在总蛋白质的50%以上。

3.脂肪

乳汁脂肪含量约为3.4%。膳食脂肪的种类与乳汁脂肪的成分关系密切，摄入动物性脂肪多时，乳汁中饱和脂肪酸含量相对增高。推荐哺乳期妇女膳食脂肪供能比为20%～30%，其中饱和脂肪酸应低于10%，多不饱和脂肪酸为3%～10%，n-6与n-3系列多不饱和脂肪酸的比值为4～6 : 1。适量补充EPA（二十碳五烯酸）和DHA（二十二碳六烯酸），其总的AI（适宜摄入量）为0.25 g/d（其中DHA为0.20 g/d）。

4.碳水化合物

每日碳水化合物提供的能量应占总能量的50%～65%，宜以淀粉类为主，糖应低于总能量的10%，以减少糖代谢紊乱发生的风险。为满足母体自身和泌乳的需要，总碳水化合物应不低于160 g/d。

5.矿物质

（1）钙。正常乳汁含钙量为350 mg/L，哺乳期妇女每天通过乳汁分泌的钙约为300 mg。为了保证母体钙平衡及乳汁中钙含量的稳定，应增加钙的摄入量。哺乳期妇女膳食钙的推荐摄入量（RNI）应为1 000 mg/d。

（2）铁。哺乳期妇女应多进食富含铁的食物。膳食铁的推荐摄入量（RNI）为24 mg/d，最高摄入量（UL）为42 mg/d。

6.维生素

为满足婴儿生长发育和母体自身的需要，哺乳期妇女膳食中各种维生素都应适量增加。

（1）维生素A。由于维生素A可以通过乳腺进入乳汁，哺乳期妇女维生素A的摄入量会影响乳汁中维生素A的含量。哺乳期妇女维生素A的摄入量应额外增加600 μg RAE/d（RAE，视黄醇活性当量），RNI为1 300 μg RAE/d。

（2）维生素D。由于维生素D较少通过乳腺进入乳汁，因此哺乳期妇女维生素D

的摄入量无须增加，RNI为10μg/d。应增加富含维生素D的食物，同时多进行户外活动以促进自身维生素D的合成，必要时可补充维生素D制剂。

（3）B族维生素。哺乳期妇女膳食维生素B$_1$的RNI为1.5 mg/d，应增加摄入富含维生素B$_1$的食物，如粗粮和豆类等。维生素B$_2$的RNI为1.5 mg/d，多食肝脏、奶、蛋以及蘑菇、紫菜等食物可改善维生素B$_2$的营养状况。

（4）维生素C。哺乳期妇女膳食维生素C的RNI为150 mg/d，PI为200 mg/d，可耐受最高摄入量（UL）值为2 000 mg/d。建议经常吃新鲜蔬菜与水果。

二、乳汁分泌与营养的关系

产后第1天，要求哺乳8次左右，每次约5 mL，初乳分泌量平均为25～60 mL/d，婴儿总摄入量为40 mL/d左右。产后第2天，每次摄入12～20 mL乳汁，摄入量为113～185 mL/d。产后3～8天，乳汁量迅速增加至平均500 mL/d，而且产妇会感觉到乳房胀满，奶量会满足甚至超过婴儿的需求。正常营养状况的产妇从婴儿满月后到6个月每日泌乳量为750～800 mL；营养较差的产妇前6个月每日泌乳量为500～700 mL，后6个月为400～600 mL/d，母乳仍然能给婴儿提供大于每天所需能量的50%。产后1年以后，泌乳量为500 mL/d，仍然能够提供婴幼儿每天所需1/3的蛋白质和接近一半的维生素A与绝大部分的维生素C以及免疫物质。

乳汁分泌是十分复杂的神经内分泌调节过程。除精神因素影响乳汁分泌的质和量外，产妇的营养状况是影响乳汁分泌的最重要因素。如果饮食中的各种营养素摄入不足，早期对乳汁分泌影响可能不明显，但会消耗母体自身储备及母体组织，影响母体健康，最常见的是产妇体重下降。如出现营养不良，则会影响乳汁的分泌质量和泌乳期的长短。在哺乳期间，当母体接近标准体重时，要求体重不减轻；当体重属于超重或肥胖时，体重减轻的幅度应小于0.5 kg/w。如不及时改善饮食，母体减重幅度过大，乳汁分泌量便会减少。

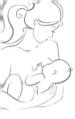

第三节　哺乳期的膳食原则与膳食指南

一、哺乳期的膳食原则

正常分娩后，产妇经过适当的休息即可进食。刚开始可选择易消化的流质或半流质食物，如红糖水、藕粉、蒸蛋羹、蛋花汤等，或者视情况选择清淡、易消化的食物，如面条、糕点、云吞、粥、鸡蛋或煮烂的肉菜等，然后逐渐过渡到正常饮食。产褥期摄入充足的营养非常重要，但要注意膳食平衡、合理搭配，而不是如传统观念认为的数量越多越好。

根据我国民间的传统习俗，产妇多食用鸡蛋、小米粥、芝麻、鸡汤、鱼汤、肉汤、木耳等食物。分娩后产妇需要补充可造血的营养元素，如蛋白质和铁等。鸡蛋含有丰富的优质蛋白质，但每日进食量不宜过多。小米中的类胡萝卜素、铁、锌、维生素B_1含量均高于一般米和面，是产褥期较理想的食物。芝麻富含蛋白质、脂肪、钙、铁、维生素E等。产妇的需水量高于一般人，建议多饮汤。汤味道鲜美，可改善食欲，助消化并促进乳汁的分泌。鸡汤、鱼汤、肉汤等含有多种氨基酸、维生素和矿物质等营养成分，可交替食用。我国传统习俗往往只重视产后第一个月（坐月子）的营养，且只强调动物性食物的摄入，而忽视蔬菜和水果的摄入，容易造成维生素C和膳食纤维的不足。乳汁的质量与产妇的营养有很大关系，哺乳期间均应重视产妇的营养。

二、一般人群的膳食指南

产褥期的营养要求在遵循一般人群膳食指南的基础上，满足哺乳期特殊的需求。

1.中国居民平衡膳食宝塔

中国居民平衡膳食宝塔（见图4-1）（来自中国营养学会网站）。

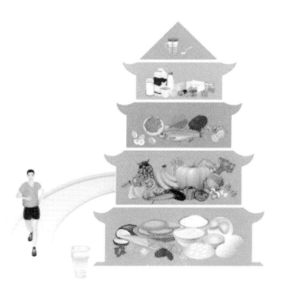

图4-1　中国居民平衡膳食宝塔

2.一般人群膳食指南

一般人群膳食指南共有6条，适合2岁以上的正常人群。

（1）食物多样，谷类为主。我国居民的平衡膳食应做到食物种类多样，每天的膳食应包括谷薯类、蔬菜水果类、畜禽鱼蛋奶类、大豆坚果类等食物，平均每天摄入12种以上，每周摄入25种以上（见表4-1）。

表 4-1　　　　　　　　　　建议摄入的主要食物种类数

食物类别	平均每天种类数	每周至少达到的种类数
谷类、薯类、杂豆类	3	5
蔬菜、水果类	4	10
畜、禽、鱼、蛋类	3	5
奶、大豆、坚果类	2	5
合计	12	25

注：引自《中国居民膳食指南（2016）》。

谷薯类为主是指谷薯类食物所提供的能量需占膳食总能量的一半以上，这也是中国人平衡膳食模式的重要特征。建议一般成人每天摄入谷薯类食物250～400 g，

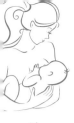

其中全谷物和杂豆类食物50～150 g，薯类食物50～100 g。

（2）吃动平衡，健康体重。食物摄入量和身体活动是保持能量平衡、维持正常体重的两个主要因素。

各个年龄段人群每天都应参加各种活动和运动，保持能量平衡和正常体重。建议坚持日常活动和运动，每周至少进行5天中等强度的身体活动，累计150 min以上；平均每天步行6 000步；减少久坐时间，每小时起来动一动。常见日常活动量与步行运动当量参见图4-2。

（3）多吃蔬果、奶类、大豆。新鲜蔬菜和水果、奶类、大豆及豆制品是平衡膳食的重要组成部分，坚果是膳食的有益补充。

蔬菜和水果是维生素、矿物质、膳食纤维和植物化学物质的重要来源，对提高膳食微量营养元素和植物化学物质的摄入量起到重要作用。增加蔬菜和水果摄入量，可保持人

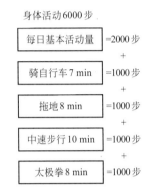

图4-2　常见日常活动量与步行运动当量

体肠道正常功能，有效降低心血管疾病、肿瘤和2型糖尿病等慢性病的发病风险。果汁常常加入糖和调味原料，并去除了膳食纤维，因此果汁不能替代鲜果。

奶类富含钙，也是优质蛋白质和B族维生素的良好来源。大豆富含优质蛋白质、必需脂肪酸、维生素E，并含有大豆异黄酮、植物固醇等多种植物化学物质。多吃大豆及其制品可降低乳腺癌和骨质疏松症的发病风险。坚果富含脂类和多不饱和脂肪酸、蛋白质等营养元素，适量食用有助于预防心血管疾病。推荐每天摄入蔬菜300～500 g，其中深色蔬菜占50%以上；保证每天摄入200～350 g新鲜水果，并注意果汁不能代替鲜果；建议吃多种奶制品，数量相当于每天液态奶300 g；经常吃豆类，适量吃坚果，平均每天摄入大豆和坚果25～35 g。

（4）适量吃鱼、禽、蛋、瘦肉。鱼、禽、蛋和瘦肉均属于动物性食物，富含优质蛋白质、脂类、脂溶性维生素、B族维生素和矿物质等。动物性食物中不仅蛋白质

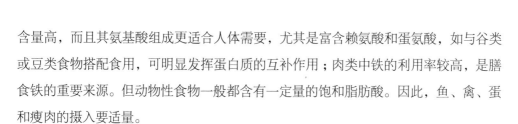

含量高，而且其氨基酸组成更适合人体需要，尤其是富含赖氨酸和蛋氨酸，如与谷类或豆类食物搭配食用，可明显发挥蛋白质的互补作用；肉类中铁的利用率较高，是膳食铁的重要来源。但动物性食物一般都含有一定量的饱和脂肪酸。因此，鱼、禽、蛋和瘦肉的摄入要适量。

水产品类的脂肪含量一般相对较低，且含有较多的不饱和脂肪酸，有些海产鱼类含有丰富的EPA和DHA，可作为首选。禽类食品的脂肪含量也较低，且不饱和脂肪酸含量较高，其脂肪酸的构成优于畜肉类食品，选择时应先于畜肉。蛋类的营养成分比较齐全，营养价值高。蛋黄含有丰富的营养成分，如卵磷脂、胆固醇、维生素A、锌、B族维生素等。建议吃鸡蛋时不要丢弃蛋黄。适当摄入鸡蛋与心血管疾病的发病风险无明显的关系。

畜肉类食品一般脂肪含量高，且多为饱和脂肪酸。瘦肉中脂肪含量较低，因此吃畜肉时应当选瘦肉。肥肉中含更多的脂肪，特别是饱和脂肪。肉类在腌制过程中不可避免地会导致B族维生素的丧失，为了避免食物变质腐败，腌制的时候必须加入较多的盐，肉类在腌制过程中还会产生大量的亚硝酸盐；肉类在烟熏过程中会产生多种致癌物质，如多环芳香烃、苯并芘、煤焦油等。因此应注意少吃肥肉以及烟熏和腌制的肉制品。动物内脏食品如肝脏含维生素A极为丰富，还富含维生素B_{12}、叶酸等，可适量选用，建议每月摄入2～3次，每次25 g。

建议成人每天平均摄入水产类40～75 g，畜禽肉类40～75 g，蛋类40～50 g，平均每天摄入总量120～200 g。

（5）少盐少油，控糖限酒。推荐每天食盐摄入量不超过6 g，并要选择加碘盐。

人们日常食用的烹调用油包括植物油和动物性脂肪，是人体必需脂肪酸和维生素E的重要来源。目前我国居民烹调油摄入量过多，过多摄入脂肪尤其是动物性脂肪会增加肥胖和与肥胖相关的慢性病的发病风险，故应减少烹调油和动物性脂肪用量，建议每天烹调油摄入量为25～30 g。对于成年人，脂肪提供的能量需占总能量的30%以下。

添加糖是纯能量食物，建议控制添加糖的摄入量，每天摄入不超过50 g，最好控制在25 g以下。

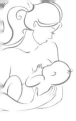

若饮酒应尽可能饮用低度酒，并控制饮用量。建议成年男性一天饮用的酒的酒精含量不超过25 g，成年女性一天不超过15 g。儿童、青少年、准备怀孕的妇女、孕妇和哺乳期妇女等特殊人群不应饮酒。

水是生命必需的物质，人体内水的来源有饮水、食物中含有的水和体内代谢产生的水。水的需要量受年龄、环境温度、活动强度等因素影响，一般来说，健康成年人每天需要水2 500 mL左右。在温和气候条件下，轻度身体活动水平的成年人每天至少需饮水1 500～1 700 mL（7～8杯）；产妇多喝水有利于乳汁的产生，提倡饮用各种汤、白开水和茶水，不喝或少喝含糖饮料。

三、哺乳期妇女膳食指南

1.哺乳期妇女平衡膳食宝塔

哺乳期妇女平衡膳食宝塔（见图4-3）（来自中国营养学会网站）。

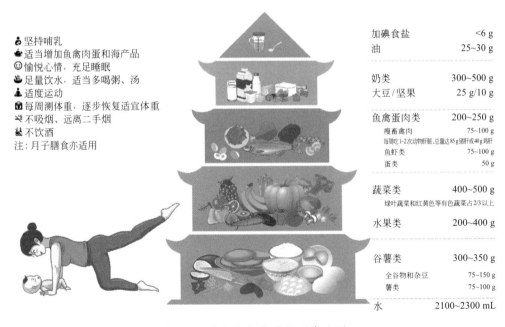

图 4-3　哺乳期妇女平衡膳食宝塔

2.哺乳期妇女膳食指南

在一般人群膳食指南基础上，哺乳期妇女膳食指南增加了以下5条内容。

（1）增加富含优质蛋白质及维生素A的动物性食物和海产品，选用碘盐。产妇体内的营养是泌乳的基础，尤其是蛋白质营养状况对泌乳有明显影响。动物性食物如鱼、禽、蛋、瘦肉等可提供丰富的优质蛋白质和一些重要的矿物质和维生素，产妇每天应比孕前增加食用约80 g的鱼、禽、蛋、瘦肉。如受条件限制，可用富含优质蛋白质的大豆及其制品替代。为保证乳汁中碘、n-3长链多不饱和脂肪酸（如DHA）和维生素A的含量，产妇应选用加碘盐烹调食物，并适当摄入海带、紫菜、鱼、贝类等含碘或DHA的海产品，适量增加富含维生素A的动物性食物，如动物肝脏、蛋黄等的摄入。若每周增加1～2次猪肝（总量80 g）或鸡肝（总量40 g），则平均每天可增加维生素A 600 μg RAE。奶类是钙的最好来源，产妇每天应增饮200 mL的牛奶，使总量达到400～500 mL，同时选用深绿色蔬菜、豆制品、虾皮、小鱼等含钙高的食物，以满足对钙的需要。为了增加钙的吸收，产妇还应增加维生素D的摄入或多做户外活动。

（2）产褥期食物摄入原则应是多样但不过量，重视整个哺乳期营养。"坐月子"是中国的传统习俗，期间常过量摄入动物性食物，导致能量和宏量营养素摄入过剩。应该重视整个哺乳阶段的营养，食不过量且营养充足，保证乳汁的质与量，以持续进行母乳喂养。

（3）心情愉悦，睡眠充足，促进乳汁分泌。产妇的心理及精神状态也可影响乳汁分泌，保持愉悦的心情和充足的睡眠，同样是确保母乳喂养成功的关键。

（4）坚持哺乳，适度运动，逐步恢复适宜体重。孕期体重过度增加及产后体重滞留，是女性肥胖发生的重要原因之一。坚持哺乳、科学活动和锻炼，有利于肌体复原和体重恢复。顺产产妇一般在产后第2天就可以开始运动，第6周以后可以进行有氧运动如散步、慢跑等，一般从每天15 min开始逐渐增加到每天45 min，每周4～5次并形成规律。剖宫产的产妇，可缓慢增加有氧运动和力量训练。

（5）忌烟酒，避免饮用浓茶和咖啡。吸烟、饮酒会影响乳汁分泌，酒精和烟草中的尼古丁也可通过乳汁进入婴儿体内，影响婴儿睡眠及运动神经发育。此外，茶和咖啡中的咖啡因有可能造成婴儿兴奋，哺乳期妇女应避免大量饮用浓茶和咖啡。

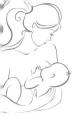

第五章

常见乳房问题、疾病和乳房保健

乳房疾病是女性常见病，尤其是哺乳期的乳房问题和疾病，会影响母乳喂养的信心和质量，甚至会影响产妇和婴儿的健康。

第一节　哺乳期常见乳房问题

一、乳头问题

1.乳头扁平和乳头内陷

乳头扁平和乳头内陷（乳头凹陷）以先天性的居多，一般双侧同时发生，也有单侧发生的，多见于无哺乳史的妇女。

（1）临床特点。乳头扁平，也称平坦乳头，指乳头与乳房皮肤在同一水平面上，且不能竖起。乳头内陷也称乳头凹陷，有的仅表现为乳头的退缩，如稍加挤压或牵拉即可复出，这种情况为轻度乳头内陷。重度乳头内陷表现为乳头凹陷甚至翻转。乳头扁平或内陷均会影响哺乳。

（2）处理措施

1）手法牵拉与按摩。青春期是乳房发育的重要时期，也是纠正乳头内陷的重要时期。乳头内陷可以做乳头伸展练习或乳头牵拉练习，从乳头根部上下、左右挤压乳晕皮肤及皮下组织使乳头向外突出。或用一只手托起乳房，另一只手的拇指、中指和食指捏住乳头向外牵拉，使双乳头膨出，每天可在睡前和起床时做两次，每次5～10 min（见图5-1），坚持一段时间，乳头内陷即会被矫正。也可做局部按摩，按摩方法如图5-2所示。孕前可做乳房按摩，但孕期不提倡对乳房和乳头进行刺激与按摩，以免引起子宫收缩。

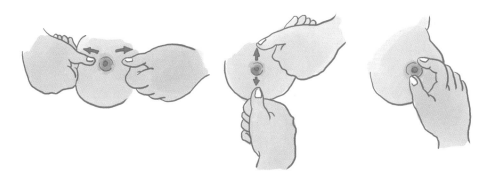

图5-1　挤压和牵拉乳头的方法

2）吸引疗法。①使用乳头矫正器或吸奶器。在哺乳期，每日使用乳头矫正器或吸奶器，通过物理牵拉作用，吸引乳头数次，利用其负压促使乳头膨出。②婴儿吮吸。产妇的乳头如果凹陷不明显，只要哺乳的姿势正确，婴儿也能顺利吮吸，关键要对家属做好解释工作，赢得产妇家人的支持，不要因为婴儿吮吸几次没吸到乳汁就放弃母乳喂养。一般情况下，在婴儿饥饿时应先吮吸凹陷一侧的乳头，因为此时婴儿的吮吸力强，所以能吸到乳头及大部分乳晕。也可以用吸奶器将乳头吸出并持续5 min，去掉吸奶器后应立即让婴儿吮吸，每次哺乳前均按此方法操作，直到乳头不再回缩。

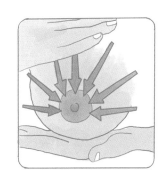

图5-2　乳房按摩方法

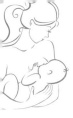

2.乳头皲裂

乳头皲裂是哺乳期的常见病之一，多发生于初次哺乳的女性。轻者仅乳头表面出现裂口，严重者会出现局部渗液、渗血，反复发作并形成小溃疡。

（1）原因

1）婴儿衔接乳头姿势不正确。乳房过度充盈或婴儿舌系带过短，不能衔住乳晕，而只能衔住乳头从而易造成乳头裂伤。

2）哺乳时间过长，容易导致乳头损伤。

3）经常使用肥皂、酒精等刺激性物品清洁乳头、乳晕也容易造成乳头损伤。

4）乳头皮炎。接触皮肤的化纤类内衣容易导致过敏从而引起皮肤损害；婴儿口腔细菌或真菌感染，通过接触传播导致乳头感染引起损伤。

（2）临床特点。当婴儿第一次吮吸时产妇会感觉到乳头疼痛，以后会逐渐好转，这属于正常现象。如果持续疼痛且乳头有裂口则是乳头皲裂的表现，裂口中分泌物干燥，结成黄色痂皮，会出现干燥性疼痛，常伴有乳头红、肿、灼热感等症状。

（3）处理措施及预防

1）哺乳前可用湿热毛巾热敷乳房（避开乳头）3～5 min，轻轻按摩乳房以刺激泌乳。

2）先从健侧或损伤轻的一侧乳房哺乳，以减轻对另一侧乳房的吮吸力。

3）婴儿的吮吸姿势要正确，应让婴儿衔住乳头和大部分乳晕。乳房过度充盈时，要挤去或吸出一些乳汁，让乳晕变软，以利于婴儿衔住乳晕。哺乳时按摩乳房可促进乳汁排空。

4）不要推迟哺乳的时间，应增加哺乳频率，减少每次哺乳的时间，从而减轻对乳头造成的损伤。不要因为乳房疼痛而放弃哺乳，坚持每隔1～3 h哺乳一次，否则会影响乳汁的分泌。

5）如乳头疼痛剧烈，应暂时停止直接母乳喂养，可用吸奶器吸出乳汁，每天8～10次，用小杯或小匙喂给婴儿。

6）哺乳结束时，用食指轻轻按压婴儿下颌，温和地让婴儿停止吮吸，不要把乳

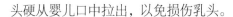

头硬从婴儿口中拉出，以免损伤乳头。

7）哺乳后应挤出一些乳汁涂抹在乳头上，并待其自然风干后再穿上衣服，或涂适量的羊脂膏、茶油、橄榄油。

8）若乳头真菌感染，可用克霉唑软膏或制霉菌素软膏等适量涂抹在乳头患处，也可用黄柏、白芷适量研末，用香油或蜂蜜调匀后涂抹患处，每日两次。

9）应穿宽松棉质内衣和胸罩，并放置棉质乳罩垫，以利于空气流通，保持干燥，促使破损乳头的愈合。

二、溢乳

1. 概念与临床特点

溢乳也称喷乳反射活跃或漏乳，表现为哺乳前或哺乳中，当产妇想到婴儿或听到婴儿哭声时，会感到乳房有压挤或紧缩感，不经婴儿吮吸，乳汁即不断自然流出，或当婴儿吮吸一侧乳房时，从另一侧乳房流出，或哺乳时如果婴儿不再吮吸，乳汁仍继续流出。

2. 处理方法

（1）避免母乳与衣物黏合，否则容易导致细菌繁殖，造成母亲的皮肤和婴儿感染。如少量漏奶，应选择可清洗的乳垫，若漏奶量大可用一次性乳垫，以保持乳头清洁干燥。

（2）如哺乳时溢乳，还可以使用溢乳收集罩收集溢出的乳汁。

第二节　产后缺乳

产后由于各种原因导致产妇泌乳量不足不能满足婴儿的生理需要称为缺乳。根据缺乳的原因可以分为乳汁分泌不足型缺乳和乳汁淤积型缺乳两类。

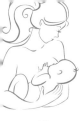

一、病因

1.乳汁分泌不足型缺乳

（1）先天性缺陷。①乳房的腺体组织少，与遗传因素有关。②乳头凹陷或乳头破裂，导致哺乳困难，没有及时将乳房内的乳汁排空，经负反馈作用使乳汁分泌减少。

（2）乳房缩小术后。

（3）营养不良。产妇刻意减肥，食物单调，长期偏食，造成营养缺乏。产后限制水的摄入，也会影响乳汁分泌。

（4）产妇分娩时失血过多导致严重的贫血，或难产、剖宫产、产后感染等造成的缺乳。

（5）喂养不当。①产后未能尽早哺乳。②婴儿吮吸次数少。有些产妇担心哺乳影响形体的美观，不愿意给婴儿哺乳，即使哺喂也因次数相对较少，缺乏吮吸刺激，而导致乳汁的分泌量越来越少。

（6）精神因素。产妇有焦虑、烦恼、恐惧、不安等心理问题，或患有产后抑郁症，过于疲劳、生活没有规律等，都会造成产妇缺乳。

2.乳汁淤积型缺乳

正常情况下，由于产后乳房的血流量增加以及开始泌乳，一般产妇仅会感到乳房有充盈肿胀感，从产后第3天开始，泌乳量逐渐增加。如果由于乳腺导管不通、乳腺发育不良等因素导致乳汁排出不畅，乳汁在乳腺导管内积存，就会出现乳房胀痛，有硬块，胀痛可扩散到腋窝，这种原因造成的缺乳称为乳汁淤积型缺乳。

（1）产后未及时哺乳。有些剖宫产产妇术后害怕疼痛，不愿进行母乳喂养。产妇欠缺相关知识，认为产后3天内不能进行母乳喂养，而用奶粉代替母乳，使婴儿对乳头替代品产生依赖并拒绝哺乳，导致乳汁淤积。

（2）乳头异常。产妇乳头凹陷、平坦、过小导致婴儿很难吸到乳头，或乳头皲裂不能及时吸空乳汁，导致乳汁淤积。

（3）乳腺导管阻塞导致乳汁无法排出。

（4）哺乳后未及时排空乳房。哺乳后未及时排空乳房，而乳汁又不断分泌，从而引起乳汁淤积，乳房胀痛。排乳时过度挤压引起乳房局部组织水肿，导致乳汁排出不畅。

（5）急性乳腺炎。由于急性乳腺炎导致乳房局部红肿、疼痛，不敢给婴儿哺乳，致使排乳不畅。

二、临床特点及中医辨证分型

1.临床特点

乳汁分泌不足型缺乳的临床特点为产妇自觉乳房不胀不痛，挤压乳房只有点滴流出，且质稀薄，触诊乳房松软。

乳汁淤积型缺乳多发于产后72 h之后，主要表现为乳房局部胀痛，严重的乳汁淤积还能导致产妇的手臂活动受限，触诊局部有硬结、硬块，乳头相对变短，无局部红肿。

2.中医辨证分型

（1）气血亏虚型。主要为乳汁分泌不足型。表现为面色无华，头晕目眩，神疲乏力，少气懒言，食少，产后乳少或全无，乳汁清稀，乳房软，无胀感。舌淡白，少苔，脉虚细。

（2）肝郁气滞型。主要为乳汁淤积型。表现为烦躁易怒，郁闷少言，胸闷叹息，两胁胀满，口苦咽干，并伴有乳房胀硬，乳汁不出，身热。舌红、苔薄白或薄黄、脉弦细或弦数。

三、产后缺乳的处理措施

1.一般处理

（1）休息。保证充足的睡眠，防止过度疲劳。

（2）早接触，早吮吸。婴儿频繁地吮吸双侧乳房，或用吸奶器进行抽吸可刺激乳汁尽早分泌。

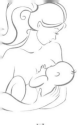

（3）加强营养，食物多样，合理搭配。给予充足的矿物质、维生素、含丰富膳食纤维的饮食；足量饮水，每天至少8杯水或各种汤类，达到2 500～3 000 mL，能量达到2 300 kcal/d。前3天应以清淡饮食为主，产后早期没有必要大量进补，尤其是对于乳汁淤积导致的缺乳，要避免过量进食猪蹄等高脂肪的食物。

（4）保持生活规律，精神愉快。产后抑郁症常常是导致乳汁分泌不足的原因，应及时进行心理咨询与心理疏导。

2.保健按摩

（1）常用按摩穴位。包括神庭、百会、风池、肩井、极泉、膻中、乳中、乳根、天溪、渊腋、鹰窗、神封、中府、曲池、合谷、少泽、神阙、足三里等。

（2）按摩前准备

1）母乳喂养指导师按照要求洗手。

2）准备清洁用的容器和温水、毛巾、存放乳汁的容器、植物油介质和吸奶器等。

3）告知操作目的，让产妇排空大小便，保持心情平静。产妇取舒适的坐位或半卧位。

4）评估产妇身体情况。

① 了解全身情况、分娩时间、分娩方式、喂养情况、生命体征、用药情况。

② 检查乳房，查看乳头有无皲裂，了解乳房有无结节、局部有无波动感、腋下有无副乳、淋巴结有无肿大等，以确定是否存在按摩的禁忌证。

（3）按摩步骤和方法

1）头部按摩。产妇取仰卧位，操作者坐于产妇床头前，右手五指张开呈伞形，用拇指固定头部，其余四指稍用力，从头部前额神庭穴开始，逐渐移至百会、风池穴，反复做5～8次。

2）拿捏肩井。双手拿捏肩井穴5～8次。

3）热敷乳房。水温50～60℃，用热毛巾敷双侧乳房5～10 min，应避开乳头。

4）在乳房上涂抹介质油。

5）捏拿乳头。一只手托住乳房，另一只手用拇指、食指和中指轻轻捏拿乳头

1～2 min。对气血亏虚型导致的缺乳，通过按摩乳头，可促进泌乳素分泌，从而促进乳汁的分泌（见图5-3）。

6）轻揉乳晕。一只手托起乳房，另一只手的拇指和食指并拢，轻揉乳晕，使输乳管窦淤积的乳汁排出，直到乳晕变软（见图5-4）。

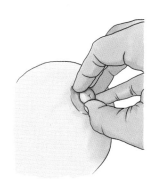
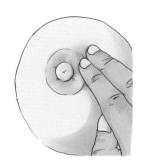

图5-3　捏拿乳头　　　　　　　图5-4　轻揉乳晕

7）按揉和按推乳房。一只手托住乳房，另一只手拇指指腹或食指、中指、无名指三指并拢，从乳房基底部沿乳腺导管走行到乳头方向，沿顺时针或逆时针方向进行按揉和按推10～15 min（见图5-5）。

8）梳理乳房。一只手托住乳房，另一只手用五指指腹，从乳房基底部沿乳腺导管走行到乳头方向，沿顺时针或逆时针方向梳理乳房3～5 min（见图5-6）。

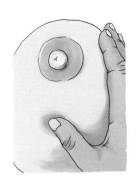
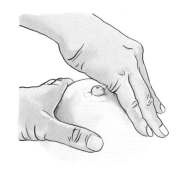

图5-5　按揉乳房　　　　　　　图5-6　梳理乳房

9）弹拨乳房。从乳房基底部沿乳腺导管走行到乳头方向，用双手拇指沿顺时针或逆时针方向同时快速弹拨乳房3～5 min（见图5-7）。

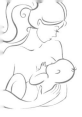

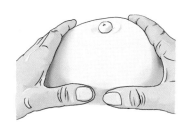

图5-7 弹拨乳房

10）用同一方法按摩对侧乳房。

11）点按或滚穴。气血亏虚型点按穴位顺序如下。①胸腹部穴位。膻中、中脘、神阙、神藏、灵墟、神封、膺窗、乳中、乳根、天溪、食窦、期门、渊腋。②四肢穴位。曲池、少泽、血海、三阴交、足三里、太冲、足临泣。每穴点按3～5次，每次停留30 s。③滚穴。产妇俯卧位。对膀胱经包括膈俞、肝俞、脾俞、肾俞等穴位施以滚法，刺激强度以穴位处有酸胀、痛感为度，操作3～5 min。

肝郁气滞型点按穴位顺序如下。①胸腹部穴位。膻中、中脘、中府、乳中、乳根、期门、渊腋。②头肩部穴位。风池、肩井。③四肢穴位。曲池、合谷、梁丘、足三里、太冲、足临泣。④滚穴。产妇俯卧位。对膀胱经包括肝俞、脾俞、胃俞等穴位施以滚法，刺激强度以穴位处有酸胀、痛感为度，操作3～5 min。

12）搓摩胸、背部。产妇取坐位，操作者站在前面或后面，两手抬起，肘关节屈曲，从脊柱两侧分别用双手沿肋间走行，由上向下、由后向前、由轻到重进行按推，至双侧乳房及乳房下方，每个部位推3～5次，下移一肋间，以产妇有温热感和舒适感为宜，搓摩3～5 min（见图5-8）。

13）按摩后，再次给予乳房局部热敷（操作流程见图5-9、图5-10）。

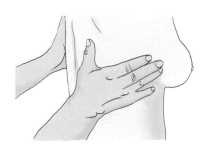

图5-8 搓摩胸背部

| 第一步 | 产妇取仰卧位，进行头、肩部按摩，5～8次 |

| 第二步 | 拿捏肩井，5～8次 |

| 第三步 | 热敷双侧乳房，5～10 min |

| 第四步 | 操作者搓热双手，在乳房上涂抹介质油 |

| 第五步 | 按揉并按摩膻中，1 min |

| 第六步 | 捏拿乳头，1～2 min |

| 第七步 | 轻揉乳晕，直至乳晕变软 |

| 第八步 | 按揉和按推乳房，10～15 min |

| 第九步 | 五指梳理乳房，3～5 min |

| 第十步 | 弹拨乳房，3～5 min |

| 第十一步 | 点按神藏、灵墟、神封、膺窗、乳中、乳根、天溪、食窦、期门、渊腋，每一穴位点按3～5次，每次停留30 s |

| 第十二步 | 按揉中脘3～5 min，神阙1～2 min |

| 第十三步 | 点按曲池、少泽、血海、三阴交、足三里、太冲、足临泣，每一穴位点按3～5次，每次停留30 s |

| 第十四步 | 滚穴：膈俞、肝俞、脾俞、肾俞，3～5 min |

| 第十五步 | 搓摩胸背部，3～5 min |

| 第十六步 | 热敷乳房，5～10 min |

图5-9 气血亏虚型缺乳按摩操作流程

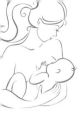

第一步	产妇取仰卧位,进行头、肩部按摩,5～8次
第二步	点按风池、肩井,每一穴位点按3～5次,每次停留30 s
第三步	操作者搓热双手,在乳房上涂抹介质油
第四步	按揉并按摩膻中,1 min
第五步	捏拿乳头,1～2 min
第六步	轻揉乳晕,直至乳晕变软
第七步	按揉和按推乳房,排出淤积的乳汁,直至肿块明显减少
第八步	五指梳理乳房,3～5 min
第九步	弹拨乳房,3～5 min
第十步	点按中府、乳中、乳根、期门、渊腋,每一穴位点按3～5次,每次停留30 s
第十一步	按揉中脘3～5 min
第十二步	点按曲池、合谷、梁丘、足三里、太冲、足临泣,每一穴位点按3～5次,每次停留30 s
第十三步	滚穴:肝俞、脾俞、胃俞,3～5 min
第十四步	搓摩胸背部,3～5 min

图5-10 肝郁气滞型缺乳按摩操作流程

3.耳穴疗法

取穴:主要取肝、胃、内分泌、乳房区。

功效：疏肝解郁，理气通络，适合肝气郁结导致的乳汁淤积型缺乳。

操作方法：耳郭常规消毒，选准所取穴位，在0.5 cm×0.5 cm的方形胶布中央放1粒王不留行籽或磁片贴在所选耳穴上，如肝、胃、内分泌、乳房区。每天按压穴位3～5次，以贴耳穴处有明显的痛感或热胀感为宜。每3～5天贴一次，5次为一疗程。

4.艾灸疗法

取穴：乳中、乳根、膻中、天溪、神封、膺窗、渊腋、中脘、神阙、足三里、脾俞、肾俞、肩井、极泉。

功效：舒筋通络，理气活血，通乳。

操作方法：温和灸或隔姜灸，每次15～20 min，每天2次，双侧穴位交替使用。

注意事项：体内有热者不宜使用艾灸。

5.局部外敷

（1）如意金黄散

主要成分和功效：姜黄、大黄、黄柏、苍术、厚朴、陈皮、甘草、生天南星、白芷、天花粉，具有清热解毒、消肿止痛的功效。适于乳汁淤积导致的缺乳，也可用于急性乳腺炎。

用法：用清水、植物油或蜂蜜调和，敷于患处10～15 min，一日3～5次。

（2）三黄粉

主要成分和功效：大黄、黄芩、黄柏等分适量，具有清热解毒、抗菌消炎、消除红肿热痛的功效。适于乳汁淤积导致的缺乳，也可用于急性乳腺炎。

用法：用清水调成糊状，敷于患处10～15 min，一日3～5次。

（3）仙人掌或蒲公英

功效：具有行气活血、凉血止血、解毒消肿之功效。适于乳汁淤积导致的缺乳。

用法：将适量仙人掌或蒲公英捣碎，敷于患处10～15 min，一日3～5次。

6.外用中药熏蒸、足浴

配方：防风15 g，姜末15 g，宽筋藤50 g。

功效：驱风，舒筋活络。

用法：煎熬30 min后，熏蒸足部，待至适当温度时泡脚。

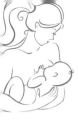

7.理疗

（1）红外线照射，能够促进血液循环，促使乳汁排出。红外线照射后进行按摩，可以减少按摩时的疼痛感。

（2）生物刺激反馈仪，通过电刺激乳头，负反馈性引起脑垂体泌乳素释放，同时改善局部血液循环，以促进泌乳。利用低频脉冲电刺激使乳房神经肌肉组织兴奋，乳腺导管平滑肌收缩，帮助乳汁排出，消除乳房肿胀。每日 1～2 次，每次 30 min。但有植入式心脏起搏器、严重产科并发症、精神病史的产妇禁用。

8.中成药治疗

（1）气血虚弱型

主治：补气养血，佐以通乳。

常用中成药：通乳丹。

主要成分：人参、黄芪、当归、麦冬、木通、桔梗。

（2）肝郁气滞型

主治：疏肝解郁，通络下乳。

常用中成药：下乳涌泉散。

主要成分：当归、白芍、川芎、生地、柴胡、青皮、天花粉、漏芦、通草、桔梗、白芷、穿山甲、王不留行、甘草。

四、预防

1.产检时如发现乳头异常，可指导产妇做乳头伸展练习，但避免过度刺激乳头，或每日用吸奶器吸引乳头数次，利用负压促使乳头膨出。

2.早开奶，勤吮吸，及时排空乳房。产后应尽早刺激乳头，指导产妇先刺激、牵拉乳头，再用拇指和食指指腹挤压乳头、乳晕区域。初产妇乳汁排出不通畅，要耐心地让新生儿反复吮吸乳头。对剖宫产的产妇，可指导其采取侧卧位进行母乳喂养。

3.乳头异常，当乳头过大或过小导致无法哺乳时，可配置乳头罩，婴儿通过乳头罩上的乳头进行吮吸，或在婴儿饥饿时，先吮吸平坦的一侧，因为此时婴儿的吮吸力强，易吸住乳头和大部分乳晕，有利于吸通乳腺导管。产妇每次哺乳时应让婴儿吸空一侧乳房后，再吸另一侧，指导产妇及家属采取正确的挤奶方法，在婴儿不能吸空乳

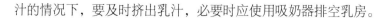

汁的情况下，要及时挤出乳汁，必要时应使用吸奶器排空乳房。

4.乳房局部出现红、肿、热、痛等急性乳腺炎的症状要及时就医。发生乳腺炎时使用吸奶器排空乳房，防止乳腺炎进一步加重，服用抗生素期间需根据医生建议决定是否继续哺乳。

5.健康教育。指导产妇了解催乳相关知识及催乳食物，掌握正确的营养知识和正确的哺乳姿势等。

6.心理疏导。避免焦虑、抑郁、恐惧等情绪。

第三节　急性乳腺炎

急性乳腺炎是乳腺导管和周围结缔组织出现炎症，多发生于哺乳期的妇女，尤其是初产妇更为多见。急性乳腺炎在哺乳期的任何时间均可发生，以产后3～4周最为常见，故又称产褥期乳腺炎。

一、病因

1.乳汁淤积

乳汁淤积是引起急性乳腺炎的重要因素。因输乳管畸形或堵塞、乳头内陷、产妇授乳经验不足等因素，导致不能充分排空乳汁，以致乳汁淤积，而乳汁是细菌繁殖的理想培养基。

2.细菌入侵

引起急性乳腺炎的主要致病菌为金黄葡萄球菌，其次为表皮葡萄球菌、绿脓杆菌等。

（1）因乳头皮肤破损、皲裂，细菌可通过乳头小创口逆行进入体内。

（2）产妇皮肤或婴儿体内的病原菌（如口腔、鼻咽部感染）也可直接经输乳管侵入，上行至乳腺小叶，在淤积的乳汁中生长繁殖引起乳腺感染。

（3）产妇身体其他部位感染，也可经血液循环引起乳腺炎。

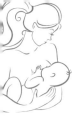

二、临床特点

1.急性单纯性乳腺炎

乳房胀痛、皮温高、压痛，因乳汁淤滞，静脉和淋巴回流不畅，乳房局部出现边界不清的硬结。此阶段如能正确处理，则炎症可消散。

2.急性化脓性乳腺炎

局部皮肤红、肿、热、痛，硬结明显，触痛加重，可形成脓肿，此时肿块触诊有波动感，表浅的脓肿波动相对明显。脓肿既可向外破溃，也可向内破溃并穿入乳管，自乳头排出脓液。脓肿破入乳房后至胸大肌前疏松组织中则形成乳房后脓肿。同侧腋窝淋巴结肿大、疼痛，伴有寒战、高热、头痛、乏力、脉速等全身中毒症状。

三、处理措施

1.一般处理

早期应注意休息，加强营养，给予流食或半流食，少盐、少油，控制能量摄入，避免进食含脂肪高的浓汤。给予维生素、矿物质、膳食纤维丰富的食物，多饮水。

2.护理指导

急性乳腺炎初期，可以继续哺乳，因为停止哺乳不仅会影响婴儿的喂养，还会进一步加重乳汁的淤积。每次应先从感染侧开始哺乳，至少2～4 h哺乳1次。哺乳前应清洁乳头，每次哺乳应尽可能将乳汁排空。如乳汁过多婴儿不能吸尽，可借助吸奶器将乳汁排空，从而起到疏通乳腺导管的作用。若出现脓肿，经过引流，病情轻者可以继续哺乳；脓肿负压引流或并发乳瘘感染严重时，应停止哺乳，并用吸奶器吸出乳汁，以防感染的乳汁对婴儿造成影响。

3.局部外敷

①25%硫酸镁局部湿敷。每次10～15 min，每天2～3次。②三黄粉或仙人掌捣烂外敷。每次10～15 min，每天3～5次。

4.中药治疗

给予蒲公英、金银花茶、野菊花茶、牛黄解毒片等清热解毒的中药。

5.理疗

给予红外线或生物电刺激进行理疗，化脓后需禁止理疗和热敷。

6.及时就医

给予退热、抗感染等治疗。

四、预防

1.加强孕期卫生宣教。从孕后6个月开始，指导孕妇经常用温水或沐浴液清洁乳头。如有乳头凹陷应及时矫正。

2.产后尽早哺乳，哺乳时不断改变抱婴姿势，使乳腺导管充分排空，每次哺乳后可通过按摩或用吸奶器排空乳汁，避免乳汁淤积。

3.哺乳前后应清洗乳头，乳头有破溃或皲裂要及时进行治疗。

4.注意婴幼儿口腔卫生，避免婴幼儿吸奶时间过长或含着乳头入睡。

第四节　回　　乳

一、回乳分类

1.自然回乳

在1岁半到3岁之间，婴幼儿自动脱离母乳而自然断奶，也称作自然离乳。

2.人工回乳

指服用各种回奶药物和采取回奶措施使乳汁分泌减少，从而达到回乳的目的。

二、人工回乳的适应证

1.乳头内陷不能吸出、乳头皮肤长期破裂、严重乳腺炎、恶性肿瘤、乳腺导管闭锁。

2.乳房畸形以及做过乳房手术而导致不能哺乳等情况。

3.患肺结核、病毒性肝炎等传染病，产褥期精神疾患禁止哺乳等情况。

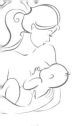

4.本人有回乳的意愿。

5.婴幼儿患某些疾病需要断乳。

三、回乳方法

1.自然回乳

一般在计划断乳前，可先逐渐延长两次哺乳的间隔时间，减少哺乳次数，缩短每次哺乳时间。同时少喝汤类，少吃催乳食物，使乳汁逐渐减少，直至全无。此方法无须用药，不会发生乳房明显的胀痛，但断乳时间会较长。

2.药物回乳

（1）维生素B_6。维生素B_6片，0.2 g/次，一日3次，连服，1周左右即可回乳。

（2）乙烯雌酚。乙烯雌酚是一种人工合成的雌激素，大剂量应用能抑制垂体前叶促性腺激素和泌乳素的分泌。5 mg/次，口服，一日3次，连服5天。大剂量服用会引起恶心、呕吐、厌食等副作用，由于副作用大，临床上已很少使用。

（3）苯甲酸雌二醇。苯甲酸雌二醇，2 mg/次，一日1次，肌注，直到泌乳停止。心功能不全、癫痫、糖尿病、肝肾功能障碍、精神抑郁者慎用；高血压、血栓性静脉炎和有肺栓塞病史的患者禁用，或根据医嘱用药。

（4）戊酸雌二醇。也称补佳乐，是一种天然的雌激素，较人工合成的雌激素副作用小。5 mg/次，一日3次，连服5～7天。

溴隐亭也有抑制泌乳素生成、减少乳汁分泌的作用，以上药物均应在医生指导下服用。

3.外敷中药

（1）芒硝。芒硝250 g，加入适量开水将其溶化，用纱布或干净毛巾蘸药液，热敷于双乳，每天早、晚各1次。

（2）胆南星。胆南星10 g，研成细粉，用醋调成糊状敷于乳房上，再用纱布包裹，用布条或胸罩将其固定，每日换药1次。连敷5天左右，如还有乳汁分泌，则可使用雌激素治疗。

（3）神曲、蒲公英各60 g，水煎服，每日1剂。趁热将药渣用纱布包好，双侧乳房各热敷10～15 min。

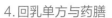

4.回乳单方与药膳

（1）麦芽。生麦芽60 g，水煎服，每日1剂，或泡水代茶饮，连服3～5天；或炒麦芽60 g，水煎服，每日1剂，连服3～5天。

（2）淡豆豉。淡豆豉30 g，煎服，每日1剂，连服3天。

（3）花椒。花椒6 g，加水400 mL，浸泡后煎水浓缩为200 mL，加红糖30～60 g，每日1剂，1～3日即可回乳。

（4）八角、茴香。八角、茴香各10 g，水煎服，每日1剂，连服3日。

（5）小麦麸。小麦麸10 g，红糖50 g，将麦麸放进锅内炒黄后，加红糖再炒，可经常服用。

（6）枇杷叶。枇杷叶10 g，去毛后水煎服，每日1剂。

（7）粳米100 g，炒麦芽30 g，枳壳6 g，红糖适量。炒麦芽、枳壳煮后去渣，放入粳米煮粥，加入红糖搅拌，每天分2次食用。

5.耳穴疗法

取穴：肝、脾、胃、乳腺、内分泌、胸。

功效：抑制乳汁分泌，帮助回乳。

操作：同本章第二节产后缺乳的处理措施中的"耳穴疗法"。

第五节　乳腺增生

乳腺增生又称小叶增生、乳腺结构不良症、纤维囊性病，是女性最常见的乳房疾病。可发生于从青年期至绝经期的任何年龄组，多见于25～40岁女性。

一、病因

多因内分泌紊乱，雌激素和孕激素分泌比例失调，引起乳腺小叶过度增生及复旧不全，或部分乳腺实质中雌激素和孕激素受体的质和量出现异常，使乳腺各部分的增生程度参差不齐。

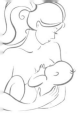

二、临床特点

1.乳房疼痛

以周期性疼痛为特点，常表现为一侧或双侧乳房胀痛或刺痛。疼痛可向腋窝或肩部放射，表现为乳头疼痛或刺痒，月经前7～10天明显，月经来潮后症状减轻或消失。疼痛亦可随情绪、劳累、天气变化而波动。

2.乳房结节

乳房一侧或双侧可触到结节，多为片状、条状、颗粒状，大小不一。可为单个或多个，边界不明显，结节质地中度或稍硬，有压痛。部分患者可表现为弥漫性增厚。以乳房外上象限多见，常呈对称性。结节在月经前期可增大变硬，月经后结节缩小变软。少数病人可有乳头溢液。

三、处理措施与预防

该病可不治自愈，亦可经常反复发作，哺乳时症状会自行消失。

1.保健按摩

常用穴位：缺盆、天突、鸠尾、关元、三阴交等。

产妇取仰卧位，操作者洗手后依次检查乳房体、乳头，确定乳房肿块位置和形状、大小、质地。检查锁骨下淋巴结、腋下淋巴结是否肿大。

（1）～（7）操作同产后缺乳。

（8）操作者以双手掌沿督脉、膀胱经推背8～10次，并在肩关节处加强。

（9）双手空拳推肩部胆经，点按肩井穴。

（10）双手拇指推膀胱经5～8次，在肩胛骨内侧加强。

（11）双手拇指推华佗夹脊5～8次，在腰骶部加强推按八髎穴。

（12）双手拇指指腹由外向内点按弹拨华佗夹脊和膀胱经。

（13）滚穴：肺俞、厥阴俞、心俞、督俞、膈俞、肝俞、胆俞、脾俞、胃俞、三焦俞、肾俞。

（14）以双手掌从大椎推揉至腰部3～5次，推揉腰部，横搓命门。

（15）搓摩胸、背部。产妇取坐位，两手抬起，肘关节屈曲，从脊柱两侧分别用双手沿着肋间走行，由上向下、由后向前、由轻到重进行按推至双侧乳房及乳房下，每个部位推3～5次，下移一肋间，搓摩3～5 min，以产妇有温热感和舒适感为宜（操作流程见图5-11）。

第一步	产妇取仰卧位，进行头、肩部按摩，5～8次
第二步	操作者搓热双手，在乳房上涂抹介质油
第三步	捏拿乳头，1～2 min
第四步	轻揉乳晕，5～10 min
第五步	按揉和按推乳房，10～15 min
第六步	五指梳理乳房，3～5 min
第七步	弹拨乳房，3～5 min
第八步	沿督脉、膀胱经推背8～10次，并在肩关节处加强
第九步	双手空拳推肩部胆经，点按肩井穴3～5次，每次停留30 s
第十步	指推膀胱经5～8次，在肩胛骨内侧加强
第十一步	指推华佗夹脊5～8次，在腰骶部加强推按八髎穴
第十二步	点按弹拨华佗夹脊和膀胱经
第十三步	滚穴：肺俞、厥阴俞、心俞、督俞、膈俞、肝俞、胆俞、脾俞、胃俞、三焦俞、肾俞
第十四步	从大椎推揉至腰部3～5次，推揉腰部，横搓命门
第十五步	搓摩胸背部，3～5 min

图5-11　乳腺增生按摩流程

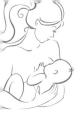

2.中药外敷

元明粉（芒硝）、三七（粉）适量混合，用30度黄酒调制，外敷于患处，具有祛瘀消肿散结的功效，对于治疗乳腺增生有效。

3.中医中药

治疗原则为疏肝理气、活血化瘀、软坚散结。中成药可服用散结灵、乳康片、逍遥散或丹栀逍遥散（加味逍遥散）等。

4.预防

（1）养成规律的生活及饮食习惯。保持良好的心态和心情愉悦。

（2）禁止滥用避孕药及含雌激素的美容用品。

（3）避免多次人工流产。突然终止妊娠，会导致体内激素的骤变而发生乳腺结构复旧不全，故应避免多次人工流产。

（4）鼓励母乳喂养。哺乳期因泌乳素对卵巢的负反馈抑制，会使雌激素分泌减少，对乳腺起到保护作用，从而使乳腺疾病的发生率降低。

（5）定期自检和体检。

第六节　乳　腺　癌

乳腺癌是女性最常见的恶性肿瘤。40～60岁为高发人群，绝经期前后的妇女发病率较高。

一、危险因素

乳腺癌的病因尚不清楚。凡有下述情况之一者，可视为高危个体：

1.未育或≥35岁初产妇女。

2.月经初潮≤12岁，或行经期≥42年。

3.一级亲属在50岁前患乳腺癌；两个以上一级或二级亲属在50岁以后患乳腺癌或卵巢癌。

4.乳腺X线间质类型为Ⅱb、Ⅲc、Ⅳc。

5.对侧乳腺癌史或经乳腺活检证实为重度非典型增生或乳管内乳头状瘤患者。

6.有胸部放射治疗史（≥10年）者。

二、临床特点

早期乳腺癌往往不具有典型的症状和体征，不易引起重视，常通过体检和乳腺癌筛查发现。

1.乳腺肿块

80%的乳腺癌患者因乳腺肿块首次就诊。患者常无意中发现乳腺肿块，多为单发，质硬，边缘不规则，表面欠光滑。大多数乳腺癌为无痛性肿块，仅少数伴有不同程度的隐痛或刺痛。

2.乳头溢液

非妊娠期从乳头流出血性液体、乳汁，或停止哺乳半年以上仍有乳汁流出者、单侧血性溢液，应做进一步检查，若伴有乳腺肿块则更应引起重视。

3.乳头、乳晕异常

若肿瘤位于或接近乳头深部，则可引起乳头回缩。肿瘤距乳头较远，乳腺内的大导管受到侵犯而缩短时，也可引起乳头回缩或抬高。乳头湿疹样癌表现为乳头皮肤瘙痒、糜烂、破溃、结痂、脱屑并伴有灼痛，导致乳头回缩等。

4.局部皮肤改变

根据乳腺癌病程的早晚可出现不同的皮肤改变。一些部位潜在的早期癌即可侵犯乳房悬韧带使其挛缩，或肿瘤与皮肤粘连使皮肤外观凹陷，其形状酷似酒窝，临床称为"酒窝征"。癌细胞堵塞皮下淋巴管，可出现皮肤水肿，呈"橘皮样"改变。肿瘤侵入皮内淋巴管，可在肿瘤周围形成小癌灶，称为卫星结节，如多数小结节成片分布。晚期乳腺癌患者皮肤可完全固定甚至破溃，呈"菜花样"改变，且经久不愈。患炎性乳腺癌时局部皮肤会呈炎症样表现，其颜色由淡红到深红，开始时出现在局部区域，不久即扩散到大部分乳房皮肤，同时伴有皮肤水肿，触之皮肤增厚、粗糙、皮温增高，其症状酷似哺乳期乳腺炎。

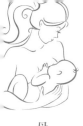

5.腋窝淋巴结肿大

初期可出现同侧腋窝淋巴结肿大，肿大的淋巴结质硬、散在、可推动。随着病情发展，淋巴结逐渐融合，并与皮肤和周围组织粘连、固定。晚期可在锁骨和对侧腋窝触摸到转移的淋巴结。

三、处理原则与预防

1.乳腺癌的处理原则

手术是乳腺癌的主要治疗方法之一，另外，还可采取辅助化疗、内分泌治疗、放射治疗、生物治疗等手段。

2.高危人群的主要筛查方法

（1）乳腺自查。每月一次的定期检查能够动态观察乳腺的变化，最佳自检时机是在月经后一周。方法是：站于镜前，面对镜子对比观察双侧乳房大小形态是否对称，轮廓有无不同，乳房皮肤是否完好，乳头有无溢液。以双手指腹分别轻柔按压对侧乳房，依顺序检查乳房各部，注意质地是否相同，有无包块存在。

（2）临床体检。由临床医师进行，全面检查乳房及局部淋巴结情况。

（3）乳腺钼靶X线摄影。乳腺钼靶X线摄影是乳腺癌筛检最重要的手段，此方法除能诊断乳腺的良、恶性疾患，发现临床上尚触摸不到肿块的早期乳腺癌外，乳腺X线实质分型有助于识别高危个体。

（4）乳腺超声检查。对囊性或实性肿块鉴别意义大，可发现2 mm大小的囊肿；对乳腺组织的层次显示清楚，定位较准，且无放射性；对腋窝和锁骨上淋巴结显示清楚，经济、简便、无损伤，目前已成为乳腺癌早期诊断的主要辅助手段。但对<1 cm的肿瘤显示不清。

乳腺自查应20岁以后每月检查一次，20～29岁每3年临床体检一次，30岁以后每年一次。X线检查：35岁摄基础乳腺片；非高危人群，则每2年一次乳腺X线摄影；>40岁，每1～2年一次乳腺X线检查，60岁以后可隔2～3年拍片检查一次。超声检查：35岁以后每年一次乳腺超声检查，40岁以上每2年检查一次。对于乳腺癌高危人群除鼓励乳腺自检外，20岁以后每年做临床体检一次，30岁以后每年做乳腺X线摄影及B超检查一次，必要时加X线轴位像，或半年随访一次。

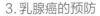

3.乳腺癌的预防

（1）过度紧张、忧虑、悲伤会导致内分泌失调，应保持心情舒畅。

（2）生活规律，劳逸结合，可增强自身免疫力。

（3）和谐的性生活，能调节内分泌，增加对乳腺的保护。

（4）不用含雌激素的化妆品和保健品。

（5）坚持母乳喂养，哺乳期孕激素分泌充足，对乳腺有一定的保护作用。

第七节　乳 房 保 健

一、妊娠期和哺乳期的乳房保健

1.妊娠期

（1）顺应乳房的发育，选择宽松的胸罩，以减轻乳房胀痛感。

（2）经常清洗乳头和乳晕。可用清水式生理盐水清洗，不使用肥皂水和酒精，避免皮肤干燥。

（3）及时纠正乳头内陷。

2.哺乳期

女性分娩后雌激素和孕激素水平迅速下降而泌乳素迅速上升，产后2～3天内，在泌乳素的作用下，各乳腺小叶和腺泡增生肥大，交替分泌乳汁，乳房迅速胀大而坚实。随着哺乳变得有规律，乳房会有规律地充盈、排空，再充盈、再排空。

（1）按需哺乳。为了促进乳汁的分泌和排出，分娩后30 min内即可让新生儿吮吸乳头，即使没有初乳泌出也要进行皮肤接触，通过早接触、早吮吸达到早泌乳的目的。不定时地哺喂婴儿，让乳房及时排空，以促进乳汁分泌。

（2）正确的衔接乳头姿势。

（3）保持乳头清洁。

（4）保健按摩。在哺乳期定期进行乳房按摩有利于防止乳汁淤积，减少乳腺炎

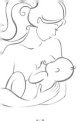

的发生，但按摩应在哺乳后进行，具体操作步骤如下：

1）操作者洗手后，站在产妇右侧。

2）按压法。打开双手虎口，贴在乳房上，以乳头为中心点，双手五指向下压，指力深入乳房组织，以产生酸胀感为度，数秒钟后双手五指同时慢慢松开。

3）按揉和按推乳房。一只手托住乳房，另一只手用拇指指腹或食指、中指、无名指三指并拢，从乳房基底部沿乳腺导管走行到乳头方向，以顺时针或逆时针方向，进行按揉和按推3～5 min。

4）梳理乳房。一只手托住乳房，另一只手用五指指腹从乳房基底部沿乳腺导管走行到乳头方向，以顺时针或逆时针方向梳理乳房3～5 min。

5）弹拨乳房。从乳房基底部沿乳腺导管走行到乳头方向，以顺时针或逆时针方向，用双手拇指同时快速弹拨乳房3～5 min。

6）推揉筋膜。沿着肌肉的肌纤维走向，从耻骨联合上方开始，沿着腹直肌往上推至胸大肌，达到提拉肌肉和筋膜作用。

（5）胸部肌肉锻炼。通过坚持锻炼腹直肌和竖脊肌群，如平板支撑、小飞燕、仰卧起坐等运动，改善胸椎后凸姿势，促进胸部的挺拔。

二、乳房的自我检查

乳房的自我检查是指女性自己对乳房做定期或不定期的自我检查，从而及时发现乳房的异常情况并及时就诊。乳房自我检查是防治乳腺癌的有效手段之一。在临床就诊的患者中，有80％是在洗澡或更衣时无意中发现乳房有肿物和其他问题而就医的。如果早期发现，患者术后五年生存率可达90％以上。而实际上患者出现症状再就诊时病程大多已处于中晚期。

定期检查能够动态观察乳房的变化。在月经后一周，选择光线明亮的位置，解开上衣和乳罩，面对镜子，充分暴露两侧乳房，从以下几个方面进行检查。

1.乳房的外观

（1）检查时先将两上肢举起，观察双侧乳房有无局部的皮肤隆起、凹陷或橘皮样改变，以及乳房表面皮肤有无红、肿、热、痛等现象。乳头有无明显凹陷，乳头有无鳞屑。

（2）两手叉腰，用力撑在腰髋部，使胸肌紧张后检查乳房有无变化，特别注意双侧乳房、乳头是否对称，对于不对称的改变，应引起高度重视（见图5-12）。

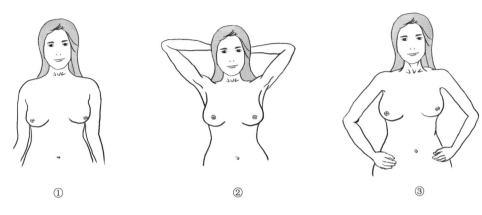

①   ②   ③

图5-12　检查乳房外观

2.乳房的质地

接受检查者站立或平躺在床上。在右侧肩背部垫一个小薄枕头。检查左侧乳房时，将左手枕在头下，使乳房充分暴露。用右手食指、中指、无名指的指腹按压乳房，以乳头为中心，依次检查外上、外下、内下、内上、乳晕区（见图5-13、图5-14）。用拇指和食指挤捏乳头，看有无分泌物和液体流出，有无血性液体等。如有乳头溢液，要观察溢液的性状、颜色及量。用同样的方法检查对侧。一旦发现问题，应及时就医。

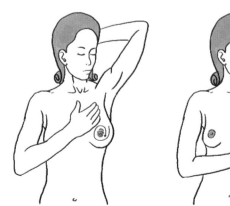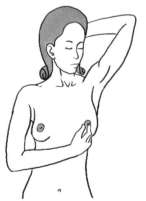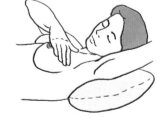

图5-13　乳房检查

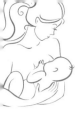
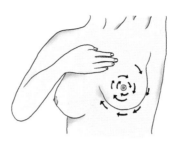

图5-14　乳房检查方向

3.淋巴结

依次触摸锁骨上窝、腋窝淋巴结，检查有无肿大，同时分辨肿块的数目、活动性及是否疼痛等。为防遗漏，可再触摸1～2遍，确定无遗漏。如有副乳也要用相同手法进行触摸，查看有无包块，同时分辨包块的大小、界限、质地等。

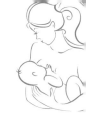

第六章 母乳喂养

母乳中的营养素齐全，能完全满足6个月以内婴儿生长发育的需要，这些营养素既与婴儿的消化功能相适应，又不增加婴儿未成熟的肾脏的负担。母乳喂养可促进婴儿的生长发育和减少成年后患慢性疾病风险。但由于妇女就业率的增加，家庭模式的改变，母乳替代品质量和品种的优化，加之受西方生活方式的影响，母乳喂养率呈逐年下降趋势。

第一节 母乳的成分及分类

一、母乳的营养成分

1. 蛋白质

母乳中总蛋白质含量约为1.2%，虽低于牛乳（约3%），但其中的乳清蛋白与酪蛋白的比例为60：40（牛乳为18：82）。乳清蛋白在胃内会形成较稀软的凝乳，易于消化、吸收和利用，所以母乳蛋白中必需氨基酸能被婴儿最大限度地吸收利用。此

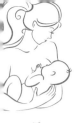

外，母乳还含有较多的牛磺酸，能满足婴儿脑组织发育的需要。纯母乳喂养可以有效地避免婴儿过早地接触异体蛋白，减少对异源性蛋白质的暴露水平，从而降低过敏反应的发生率。

2.脂肪

母乳中脂肪含量为3.4%，约占总能量的48%，以不饱和脂肪酸为主，其中丰富的必需脂肪酸能满足进一步合成n-3和n-6系列长链多不饱和脂肪酸的需要，也能有效地预防因缺乏必需脂肪酸而引起的婴儿湿疹。母乳中还含有少量ARA（花生四烯酸）和DHA（二十二碳六烯酸，俗称脑黄金），可直接供给婴儿以满足脑及视网膜发育的需要。母乳中含有丰富的脂肪酶，有助于脂肪的消化吸收。

3.碳水化合物

母乳中的碳水化合物主要为乳糖，含量约为7%；另外还含有葡萄糖、半乳糖。乳糖是6个月以内婴儿能量的主要来源。乳糖在肠道内经细菌分解转变成乳酸，一方面可促进钙的吸收，另一方面能够促进肠道正常菌群的生长，有利于婴儿肠道保持菌群平衡。但对乳糖不耐受的婴幼儿会出现腹痛、腹泻等症状。

4.矿物质

母乳中钙的含量低于牛乳，但钙磷比例适宜，钙的吸收率高，可满足婴儿对钙的需要。母乳中铁的吸收率高达50%，远高于牛乳。母乳中锌的吸收率可达59.2%。

5.维生素

母乳中维生素C、B族维生素、类胡萝卜素的含量常随哺乳期膳食中相关营养素的含量而改变。母乳中也含有一定量的维生素A、维生素E、维生素K，但维生素D含量较低。哺乳期膳食营养充足时，婴儿在前6个月内所需要的维生素基本上可从母乳中得到满足，但应注意补充维生素D。

二、母乳中的其他活性物质

1.免疫活性物质

初生婴儿免疫系统尚处于生长和发育阶段，其体内的免疫物质主要来源于胎儿时期的母体。母体内的抗体可进入乳汁中被婴儿获得，从而保护婴儿的健康。特别是初乳和过渡乳中含有较多的分泌型免疫球蛋白，能增加婴儿呼吸道、胃肠道的抵抗力。1岁以内母乳喂养的婴儿呼吸道、消化道及全身感染的发病率远远低于人工喂养。

纯母乳喂养可以有效地避免婴儿过早接触异种蛋白，减少对异源性蛋白质的暴露水平，从而降低过敏反应的发生率，发生哮喘的风险可以明显降低。

2.生长因子和其他激素

母乳中含有表皮生长因子、神经生长因子、前列腺素、泌乳素、甲状腺素、促红细胞生成素等，对维持、调节和促进婴儿各器官的生长发育与成熟有重要作用。

三、乳汁的分类

1.初乳

产后7天内所分泌的乳汁称为初乳。初乳量很少，较黏稠，颜色偏黄（见图6-1）。产后3天内乳房中乳汁尚未充盈之前，每次哺乳可吸出初乳2～20 mL。初乳总蛋白含量是成熟乳的2～3倍，达到20～30 g/L，乳清蛋白含量也高于成熟乳中乳清蛋白的比例，可达到90%，免疫球蛋白的含量是成熟乳的20～40倍，越早分泌的乳汁中免疫球蛋白的含量越多，越有助于增强婴儿的抗感染能力，预防变态反应和对某些食物的不耐受性，即减少过敏。初乳中乳清蛋白较成熟乳的比例高，且乳糖和脂肪含量较少，故易于消化。

初乳还有轻泻作用，有利于胎粪的排出，促进胆红素排泄，减轻新生儿黄疸。初乳中的生长因子能促进婴儿肠道发育，为吸收成熟乳做好准备。

2.过渡乳

产后7～14天所分泌的乳汁称过渡乳（见图6-1）。其中蛋白质含量逐渐减少，而脂肪和乳糖含量逐渐增加，是初乳向成熟乳的过渡阶段。每日泌乳量约为600 mL。

3.成熟乳

产后14天后所分泌的乳汁称为成熟乳，呈白色（见图6-1）。成熟乳汁中脂肪及乳糖的含量较多，而蛋白质和矿物质的含量进一步减少。每日泌乳量增至700～1 000 mL/d。

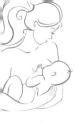

4.前奶与后奶

每次哺乳时分泌的乳汁分为前奶和后奶（见图6-2）。前奶是哺乳开始时的乳汁，外观看起来较稀，含有丰富的蛋白质、乳糖、维生素、无机盐和水分。后奶是哺乳后期产生的乳汁，颜色较白，脂肪含量较高，蛋白质含量低，是婴儿主要的能量来源。所以每次哺乳时，应喂完一侧乳房再换到另一侧，以保证婴儿摄入的营养齐全。

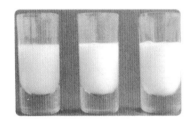

图6-1　初乳、过渡乳、成熟乳

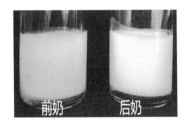

图6-2　前奶、后奶

第二节　婴幼儿喂养方式和优点

一、婴幼儿喂养方式

1.纯母乳喂养

纯母乳喂养是指除母乳外，不给婴儿吃其他代乳品。世界卫生组织建议在婴儿出生后6个月内进行纯母乳喂养，特殊情况需要在满6个月前添加辅食时，应咨询医生或母乳喂养指导师后谨慎作出决定。从婴儿7个月开始在添加辅食的同时，应继续给予母乳喂养，最好能持续至2岁以上。

2.混合喂养

因各种原因导致的母乳不足或不能按时母乳喂养的，在坚持用母乳喂养的同时，可用婴儿代乳品喂养以补充母乳的不足。对于6个月以内的婴儿，混合喂养比完全不吃母乳的人工喂养更好。即使母乳不足，也应坚持按时给婴儿哺乳，让婴儿吸空乳汁，以利于刺激乳汁的分泌。产妇应将多余的乳汁及时挤出或吸空，以维持乳汁的分泌。最好是用清洁的奶瓶将乳汁收集并低温储存，在不能按时哺乳时喂给婴儿。混合喂养时，代乳品补充用量应以婴儿吃饱为止，具体用量应根据婴儿体重、母乳缺少的程度而定。

3.人工喂养

因各种原因不能用母乳喂养婴儿时，可采用牛乳、羊乳等动物乳或配方奶粉喂养，这种方法即为人工喂养。严格来说，动物的乳汁只适合相应种类动物的幼仔，并不适宜婴儿的生长发育，不适合直接喂养婴儿。婴儿配方奶粉是人工喂养的第一选择，普通液态奶、成人奶粉、蛋白粉、豆粉等都不宜直接喂养6个月以内的婴儿。

婴儿配方奶粉是参照母乳组成成分和模式，在营养组成上对牛乳加以调整和改进，配成的适合婴儿生长发育的制品。绝大多数婴儿配方奶粉是在牛奶的基础上降低蛋白质的总量，调整蛋白质的构成比例，以减轻婴儿肾脏负荷，如将乳清蛋白的比例增加至60%，酪蛋白降至40%，以利于婴儿消化吸收；模拟母乳增加了婴儿需要的牛磺酸、肉碱等；在脂肪方面，脱去部分或全部富含饱和脂肪酸的奶油，代之以富含多不饱和脂肪的植物油，调整亚油酸和 α—亚麻酸的比例，并添加有助于大脑发育的长链多不饱和脂肪酸（如DHA）；α—乳糖与 β—乳糖按4：6的比例添加，同时加入可溶性糖，提高牛乳的乳糖含量；减少矿物质总量，调整钾、钠比例至2.5～3，钙、磷比例至2，增加铁、锌等矿物质及维生素A和维生素D的含量。通过调整，使婴幼儿配方奶粉更接近母乳，较其他代乳品营养平衡全面，更易消化吸收，基本可以满足6个月以内婴儿的营养需求。在不能进行母乳喂养时，婴儿配方奶粉应作为首选的乳类来源。尽管如此，婴儿配方奶粉仍然无法模拟母乳中完美独特的营养和生物活性成分体系，如乳铁蛋白、免疫球蛋白等以及很多未知的活性成分。所以，配方奶粉无法和母乳相媲美。

婴儿配方奶粉根据适用对象的不同主要分为以下几类：①起始婴儿配方奶粉，适用于0～6个月不能用母乳喂养的婴儿，如市面上的第一阶段婴儿配方奶粉。②后继或较大婴儿配方奶粉，适用于7个月以上的婴儿，如市面上的第二、第三阶段配方奶粉；③特殊医学用途配方奶粉，适用于生理上有异常需要或特殊膳食需求的婴

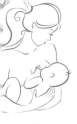

儿，如为早产儿、先天性代谢缺陷儿（如苯丙酮尿症）设计的配方，为乳糖不耐受儿设计的无乳糖配方，为预防和治疗牛乳过敏设计的水解蛋白或者其他不含牛乳的配方等。

二、母乳喂养的优点

1.对婴儿的好处

（1）营养价值高，有利于婴儿的生长发育。母乳是婴儿最理想的天然食物，它不仅含有婴儿生长发育所必需的全部营养成分，而且其成分及比例还会随着婴儿月龄的增长而有所变化，即与婴儿的成长同步变化，以适应婴儿不同时期的需要。因此在出生后6个月内，不需要给婴儿母乳以外的食品。

（2）含丰富抗感染物质，能提高婴儿的免疫力。母乳中含有丰富的抗感染物质，如免疫球蛋白、巨噬细胞、溶菌酶等，能增强婴儿抵抗力，预防感染性疾病。初乳中免疫球蛋白的含量最高。

（3）可预防过敏性疾病如湿疹、哮喘等。

（4）促进婴儿的身心发育，有利于智力发育。母婴皮肤接触（skin-to-skin contact，又称袋鼠式护理）是目前提倡的喂养方式，袋鼠式护理是指婴儿出生后半小时内或尽早全裸直接俯卧在产妇裸露的胸部或胸腹部，持续接触30 min以上，直至婴儿成功地吮吸到乳头。顺产、剖宫产、早产儿均可利用这种方式，将新生儿横位、斜位、竖位或俯卧于产妇裸露的胸部或上腹部。剖宫产者应避免婴儿压迫腹部手术伤口，婴儿可采用横位或斜位。婴儿背部和产妇身体用包被遮盖，婴儿头部应戴帽子以免受凉。

哺乳时母婴间皮肤的频繁接触、感情的交流，母亲的爱抚与照顾，都有益于婴儿心理健全和社会适应性，使母婴双方获得身心满足。有报道显示，在母婴皮肤接触的过程中，婴儿的体温、心率、血压都能得到稳定，可起到安抚婴儿情绪的作用。

（5）降低婴儿成年后患慢性疾病的风险。出生后用婴儿配方食品喂养的婴儿与用母乳喂养半年以上的婴儿相比，前者体重过胖的比例比后者高出20%。母乳喂养能

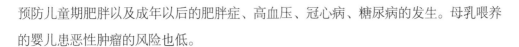

预防儿童期肥胖以及成年以后的肥胖症、高血压、冠心病、糖尿病的发生。母乳喂养的婴儿患恶性肿瘤的风险也低。

2.对产妇的好处

（1）促进产后子宫收缩。婴儿的吮吸过程反射性地促进产妇催产素的分泌，可刺激子宫收缩，减少产后出血量，加快子宫的恢复。

（2）有助于体形恢复。怀孕期间产妇身体积蓄的脂肪就是为产后哺乳而储存的能量。哺乳能够消耗产妇体内额外的能量，从而改变其新陈代谢，达到不用节食就能减肥的目的。

（3）有助于避孕。母乳喂养能抑制排卵，推迟月经复潮，延长生育间隔时间，起到自然避孕的效果。

（4）降低患病风险。母乳喂养还能降低产妇患2型糖尿病、乳腺癌和卵巢癌的风险，并有助于降低绝经后骨质疏松症发生的风险。

（5）有利于放松身体，愉悦心情。通过哺乳，产妇能够了解自己的身体，也能够享受自己作为母亲的角色，哺乳使得产妇身心愉悦。

（6）卫生、方便、经济。健康的母乳几乎无菌，不易被细菌污染，无须消毒，且温度适宜，可直接喂哺，既方便又经济，能减少家庭不必要的开支，减轻家庭其他成员的劳动。

三、人工喂养的缺点

1.婴儿出生后即采用人工喂养，不利于产妇尽早下奶。

2.使胎便排出延迟。

3.容易出现新生儿黄疸。

4.容易造成乳头错觉。乳头错觉是指婴儿刚出生时，由于过早使用橡皮奶嘴而不肯吃母乳的现象，进而导致母乳喂养失败。

5.代乳品缺少母乳中所含的天然抗体，使婴儿患消化道、呼吸道感染的风险增加。

6.新生儿对动物乳汁不耐受，容易发生过敏，如腹泻、湿疹、哮喘。

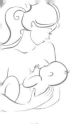

7.配方奶粉冲调过浓或过稀，容易导致婴儿肾脏负担加重或发生营养不良。

8.可能因摄食过量而引起肥胖，导致儿童及成年期的某些慢性疾病，如成年后糖尿病、高血压的患病风险增加。

9.代乳品易被污染。

第三节　母乳喂养指南

一、早接触、早吮吸、早开奶

1.母婴同室

如产妇与婴儿均无异常，新生儿娩出、断脐和擦干羊水、血迹后，即可将其放在产妇身边，与产妇进行皮肤接触。母婴全天在一起，每天分开的时间不宜超过1 h。

母婴同室的重要性：①使产妇能够学会观察喂养征象；②能做到按需哺乳；③产妇能够学会如何安抚婴儿，使婴儿有安全感；④婴儿学会识别母亲，有利于建立母婴情感；⑤婴儿睡眠更好。

2.产后尽早开奶

吮吸反射是人类的本能，胎儿在7个月时就已经形成了。婴儿出生后10～30 min时吮吸力最强，以后逐渐减弱，24 h后才能重新恢复。所以，婴儿一出生就具备吮吸反射的条件，第一次哺乳应在产房开始，让婴儿频繁地吮吸乳头，24 h内至少吮吸10次，每次分别吮吸双侧乳头各3～5 min，可以吮吸出数毫升初乳。

早接触、早吮吸，可练习、巩固吮吸反射、觅食反射及吞咽反射，让婴儿得到初乳，能够使母乳喂养成功。早期频繁吮吸可以及时建立泌乳反射和排乳反射，特别是夜间，泌乳素分泌更多，夜间10点后泌乳素分泌达到最高峰。夜间哺喂母乳，婴儿吮吸得越多泌乳量就越多。

早吮吸能够刺激产妇脑垂体释放催产素，促进乳汁排出，减少胀奶的发生，提升喂养信心。所以早吮吸常是成功开奶的前提条件。

二、从按需喂养模式到规律喂养模式递进

母乳喂养应顺应婴儿胃肠道成熟和生长发育过程，从按需喂养模式到规律喂养模式递进。婴儿饥饿是按需喂养的基础，饥饿引起哭闹时应及时喂哺，不强求喂奶次数和时间，特别是三个月内的婴儿。婴儿出生两周内，因为胃容量小，且每次摄乳量并不多，遵循按需哺乳，才能满足婴儿的生长需求，同时勤吮吸也能刺激产妇催乳素的分泌，促进乳汁的分泌。婴儿生后2～4周就基本建立了自己的进食规律，并随着月龄增加，婴儿胃容量逐渐增加，单次摄乳量也随之增加，哺喂间隔则会相应延长。喂奶次数减少，逐渐建立起规律哺喂的良好饮食习惯。

婴儿生后最初几周，一般每天喂奶次数8～12次，随着月龄增加，喂养次数可降至每天8次。4～6个月的婴儿，每3～4 h喂奶1次，每天约6次，并逐渐减少夜奶的次数，让婴儿形成夜间连续睡眠。7～9月龄的婴儿，已经开始添加辅食，每天喂养4～5次。

三、坚持6个月以内纯母乳喂养

母乳是6个月以内婴儿最理想的天然食物，至少应坚持纯母乳喂养至6个月，新生儿出生时，体内具有一定的能量储备，可满足至少3天的代谢需求。开奶过程中不用担心新生儿饥饿，可密切关注婴儿体重，只要足月儿体重下降不超过出生时体重的7%，早产儿体重下降不超过15%，就应坚持纯母乳喂养。

婴儿在出生后6个月内即使天气炎热也不需要补充其他水分，不用给婴儿喂水、果汁和代乳品，否则会减少母乳的摄入。更不能让婴儿使用奶瓶吮吸橡皮乳头，以免形成乳头错觉而影响乳汁的分泌，导致母乳喂养失败。如果有医学指征需要喂水时，要用小匙来喂。开始添加辅食时，同时应继续给予母乳喂养，最好能持续至婴儿2岁以上。

四、及时补充维生素D

母乳中维生素D含量较低，婴儿出生后两周左右，每日补充维生素D400 IU，可

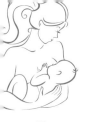

以满足婴儿在完全不接触日光照射的情况下对维生素D的需求，这一补充量对我国北方地区、冬季和梅雨季节出生的婴儿都能基本满足。喂服时，可在母乳喂养前，将滴剂定量滴入婴儿口中，然后再进行母乳喂养。对于每日口服维生素D有困难的婴儿，可以每周或每月口服一次适当剂量的维生素D。

采用配方奶粉喂养的婴儿使用符合国家标准的配方食品，能获得足量的维生素D，不需要额外添加。在条件允许的情况下，可以抱婴儿到户外活动，适宜的日光照射能促进皮肤合成维生素D。

五、婴儿配方奶粉是无奈选择

由于母亲患有传染性疾病、精神障碍、乳汁不足等原因，建议首选0～6个月婴儿配方奶粉，而不宜直接用普通液态奶、成人奶粉、蛋白粉等喂养婴儿。任何婴儿配方奶粉都不能与母乳相媲美，而只能作为母乳喂养失败后的无奈选择，或母乳不足时对母乳的补充。符合以下情况的，建议选用适合6个月以内婴儿配方奶粉：

1.婴儿患有半乳糖血症、苯丙酮尿症、严重母乳性高胆红素血症。

2.母亲患有HIV和人类T淋巴细胞病毒感染、结核病、水痘－带状疱疹病毒、单纯疱疹病毒、巨细胞病毒、乙型肝炎和丙型肝炎病毒感染。

3.母亲滥用药物、大量饮用酒精饮料和吸烟、使用某些药物、癌症治疗和密切接触放射性物质。

4.经过专业人员指导和各种努力后，乳汁分泌仍不足。

六、定期监测婴儿的体格指标

身长和体重是反映婴儿喂养和营养状况的直观指标，可以更好地了解婴儿的生长发育情况，也可以检验喂养婴儿的方法是否正确。6个月内婴儿每半个月测量一次身长和体重，病后恢复期可增加测量次数。选用WHO的《儿童生长曲线》判断婴儿生长状况（见附录）。需要注意的是，婴儿生长有自身规律，不宜盲目追求参考值上限。母乳喂养的婴儿体重增长可能低于配方奶粉喂养的婴儿，只要在正常范围内即可，中国6个月内婴儿母乳喂养示意图如图6-3所示。

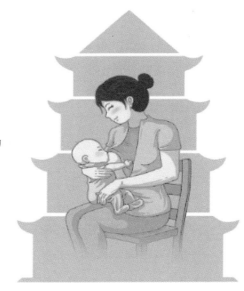

🔔 尽早开奶
🔔 第一口吃母乳
🔔 纯母乳喂养
🔔 不需要补钙
🖊 每日补充维生素D 400IU
🔔 顺应喂养
🔔 婴儿配方奶粉不是理想食物
🔔 定期测量体重和身长

图6-3　中国6个月内婴儿母乳喂养示意图（来自中国营养学会网站）

第四节　母乳喂养方法

一、母乳喂养的准备

1.心理准备

在分娩后的最初几天，某些产妇因分娩时过度疲劳、乳汁少或泌乳晚、新生儿体重下降等原因，对自己泌乳的能力没有信心，往往会出现烦躁、紧张、焦虑的情绪，反而会进一步影响泌乳。母乳喂养指导师应给予产妇鼓励和支持，向产妇讲解早期母乳喂养的常见问题和处理措施，消除她们的紧张心理，让产妇保持愉悦心情，从而促进泌乳。

2.哺乳前的准备

（1）检查婴儿尿片。如婴儿有大小便，要先更换尿片，使其安静、舒适，也可

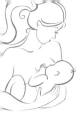

避免哺乳后更换尿片时频繁地翻动婴儿，引起溢奶。

（2）洗手、清洁乳房。产妇每次哺乳前都应用肥皂清洁双手，必要时可用40℃左右温热毛巾按顺序清洗乳头、乳晕、乳房体。

二、产妇喂养时的体位

产妇常取卧位和坐位。卧位分侧卧位、仰卧位、半卧位；坐位分摇篮式、交叉式、环抱式等。

1.侧卧位

产妇侧卧在床上，将婴儿放于身旁，可将枕头放在婴儿的背后支撑其身体，让婴儿的头能自由活动，不要枕在产妇的手臂上，再用一只手呈"C"字形托起乳房，防止乳房堵住婴儿鼻子导致窒息。侧卧位适于夜间及午睡时哺乳（见图6-4）。

2.仰卧位

产妇仰卧在床上，让婴儿的胸腹紧贴产妇的胸腹，产妇的手托住婴儿的前额，让婴儿的鼻子能够正常呼吸。仰卧位适于剖宫产术后哺乳。

3.半卧位

产妇卧于床或者沙发上，上半身用枕头或被子抬高30度左右，先使自己感觉舒适，放松向后斜躺，将婴儿面对面地抱在胸前，哺喂时稍转向哺乳侧（见图6-5）。

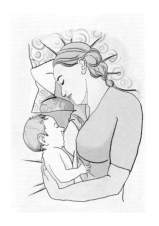

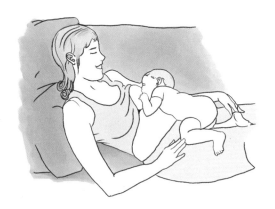

图6-4　侧卧位哺乳　　　　　图6-5　仰卧位哺乳

4.摇篮式

摇篮式是一种传统的哺乳姿势。椅子高度要适宜，产妇坐在靠背椅上，背部紧靠椅背，两腿自然下垂，哺乳一侧的脚可踩在小凳子上，身体放松舒展。产妇用哺乳乳房同侧的手臂抱婴儿，手臂弯曲，上臂紧贴身体，使婴儿的头靠在自己的臂弯里，同时用前臂支撑婴儿的后背，并用手托住婴儿的臀部或大腿。哺乳侧怀抱婴儿的胳膊下垫一个专用哺乳枕或软枕，可减轻哺乳时胳膊的压力（见图6-6）。将婴儿抱起后，调整前臂的角度使婴儿的身体转向产妇。婴儿的腹部贴着产妇的腹部，胸部贴着产妇的胸部，嘴巴正对着乳头，婴儿的头和躯干呈一条直线。

5.交叉式

产妇坐在靠背椅上，用哺乳乳房对侧的手臂抱住婴儿，用前臂托住婴儿的身体，产妇的手放在婴儿的耳朵或更低一点的水平位置上托住婴儿的头部，婴儿的头枕在产妇的手上，用枕头托住婴儿的身体，可用乳房同侧的手呈"C"字形托起乳房。把婴儿的身体稍微倾斜，婴儿吃奶时，嘴的角度会有所变化，更容易吸奶（见图6-7）。这种姿势适于难以衔乳的婴儿。

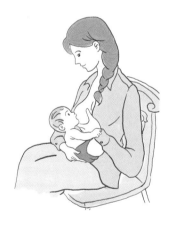
图6-6　摇篮式哺乳

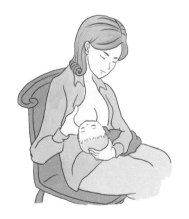
图6-7　交叉式哺乳

6.环抱式（橄榄球式）

产妇坐在靠背椅上，就像腋下夹住一只橄榄球，用手臂夹着婴儿双腿并放在侧腋下，婴儿上半身呈半卧位姿势正对着产妇胸前，产妇用与哺乳乳房同侧的手托起婴

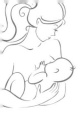

儿的头、颈部，用枕头托住婴儿的身体，使婴儿的头部和产妇的乳房平齐，另一只手呈"C"字形托起乳房。这种姿势适于剖宫产术后及双胎婴儿的哺喂（见图6-8）。

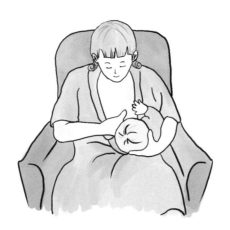

图6-8 环抱式哺乳

7.乳腺不同部位出现淤积时的哺乳姿势

（1）乳房内象限淤积的哺乳姿势。采用环抱式（橄榄球式），引导婴儿找到乳头。哺乳乳房对侧手可以轻揉乳房内侧的淤积处。

（2）乳房外象限淤积的哺乳姿势。采用交叉式，引导婴儿找到乳头。哺乳乳房同侧手可以轻揉乳房外侧的淤积处。

三、婴儿的姿势和喂养的方法

对于新生儿来说，产妇采取坐位或者卧位时要用前臂、手掌及手指托住新生儿，使其头和颈得到支撑。让新生儿的头和身体呈一条直线，新生儿身体转向并贴近产妇，面向乳房，鼻尖对准乳头。产妇另一只手放在乳房外侧，除拇指外其余四指紧贴乳房下的胸壁上，支撑乳房基底部，然后将拇指放在乳房上方，呈"C"字形托住乳房（见图6-9）。不要将手指放在乳晕上，否则婴儿衔乳时会挡住嘴巴。用手指轻轻地按压乳房，以便婴儿保持正确的衔乳姿势。注意当乳汁喷流过急时，

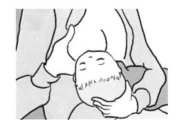

图6-9 "C"字形托乳房姿势

可将食指与中指做成"剪刀手"的姿势夹住乳房，以减缓乳汁流出的速度，防止婴儿呛奶。

四、婴儿含吸乳房的方法

1. 含吸乳房的正确方法

产妇放松舒展，用乳头触碰刺激婴儿的嘴唇，或使婴儿的下颌紧贴乳房，刺激婴儿张开嘴。如果婴儿一直紧闭嘴巴，可用食指触碰婴儿的嘴唇，轻压婴儿的下颌。当婴儿的口张开时，可顺势将乳头及大部分乳晕送入婴儿口腔（见图6-10）。此时婴儿的下唇向外伸出，含吸时可看到其下嘴唇覆盖的乳晕比上嘴唇覆盖的多，应让乳头在婴儿的口腔贴近上颚，此为正确的含吸乳房（见图6-11）。婴儿将大部分乳晕含吸住能够保证每一次吮吸都能顺利吸到足够乳汁。婴儿吮吸时，面部两颊鼓起呈球形，并可出现深、浅而有节奏的吮吸动作，能看到吞咽动作和听到吞咽的声音。如果仅含住产妇的乳头，即上嘴唇覆盖的乳晕大于或等于下嘴唇，下嘴唇向前或向口内缩，下颌远离乳房，为含吸不良（见图6-12）。

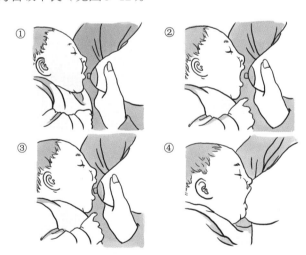

① 刺激（产妇用乳头轻触婴儿的唇部）

② 张嘴（诱导婴儿张大嘴巴）

③ 含乳（婴儿嘴巴张大到一定程度，像打哈欠一样，可顺势让婴儿含住乳头和大部分乳晕）

④ 吮吸（吮吸时，婴儿面颊鼓起，下嘴唇向外翻，能看到吞咽动作或听到吞咽声）

图6-10 婴儿含吸乳房步骤

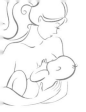

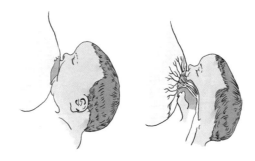

图 6-11　婴儿正确含吸乳房的姿势

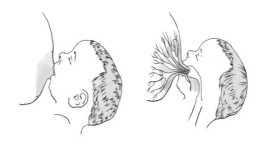

图 6-12　婴儿不正确含吸乳房的姿势

2.婴儿错误含吸乳房的常见表现

（1）婴儿身体离母体较远。

（2）婴儿的下颌未紧贴乳房。

（3）婴儿吮吸动作快且幅度小，面颊往里缩。

（4）只含吸到乳头，婴儿每一次吮吸都较费力且吸不到足够乳汁，出现哭闹或拒绝吮吸。

五、母乳喂养的时间

　　每次哺乳的时间与两次哺乳的间隔时间没有明确规定，要注意观察并预测婴儿的奶量，按需进行喂养。大多数婴儿在吃饱后会停止吮吸动作，安然入睡或把嘴巴从乳房上移开。一般情况下，婴儿需吮吸 10 min 以上才能吃到前奶和后奶。因此，一般吮吸一侧乳房需要 10～15 min。应先喂空一侧乳房，再换另外一侧，不可把开始的前奶挤掉，而应每次都让婴儿吃到前奶和后奶，以保证婴儿摄入的营养全面。

六、哺乳后让乳头脱出的方法

哺乳结束时，不要强行用力拉出乳头，因为在口腔负压下拉出乳头，易引起乳头局部疼痛或皮肤破损，应让婴儿自己张口，使乳头自然地从其口中脱出。产妇尝试终止婴儿吮吸时，可用食指轻按婴儿的下颌，或将洁净的手指轻放在婴儿口中使之停止吮吸，然后再拔出乳头（见图6-13）。

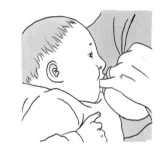

图6-13　拔出乳头的方法

七、识别婴儿饥饿及饱腹信号

及时应答是早期建立良好进食习惯的关键。新生儿饥饿时可以出现觅食反射、吮吸动作或双手舞动；婴儿会出现把手放入嘴里吮吸、鬼脸、烦躁，大声哭吵是饥饿的最后信号。产妇应该注意观察婴儿饥饿的早期信号，避免其哭闹后再喂哺，这会增加喂哺的困难，尤其是母乳喂养的婴儿，哭吵会影响含吸乳头。婴儿停止吮吸、张嘴、头转开等往往代表饱腹感，不要再强迫进食。

八、判断乳汁分泌是否充足的方法

出生后2周是成功建立母乳喂养的关键，一旦建立母乳喂养，大部分产妇分泌的乳汁都会多于婴儿的需要。

1.了解母乳喂养次数

母乳喂养应达到8～12次/天，哺乳时，婴儿有节律地吮吸，并可以听到明显的吞咽声。

2.观察婴儿排尿次数

出生后最初2天，婴儿每天至少排尿1～2次，如果有粉红色尿酸盐结晶尿，应该在第3天后消失，从出生后第3天开始，每日至少排尿6～8次，说明乳汁能够满足婴儿的生理需要。

3.观察婴儿排便次数

出生后3～4天大便颜色应从墨绿色逐渐变为棕色或黄色，每天至少排便3～4

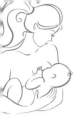

次，每次大便量应该多于1大汤匙。

4.观察婴儿的体重增长情况

新生儿出生后第1周内由于摄入不足、水分丧失及排出胎粪，体重可暂时下降，在出生后3～4天达到最低点，以后逐渐回升，常于第7～10天恢复到出生时的水平，这一过程称为生理性体重下降。如体重下降超过7%，新生儿出生后7～10天内体重未恢复至出生体重，则可能是喂养不足或其他疾病引起的。10天后体重持续增加，每天增长30～50 g，至满月可增长600 g以上。

5.观察婴儿的满意程度

若吃完奶后婴儿自动松开乳房，表情满足且有睡意，立即熟睡2～4 h，表明乳汁充足。

九、溢奶的处理方法

溢奶是婴儿阶段出现的普遍现象。因为婴儿胃容量较小，肌张力较低，胃呈水平位置，贲门括约肌松弛，幽门括约肌发育较好，胃的出口紧而入口松，所以平卧时胃的内容物容易返流入食管而导致溢奶。此外，产妇喂养方法不当导致婴儿吃奶时吞入气体过多或过度喂养也可使婴儿发生溢奶。

如果溢奶不严重，婴儿体重仍在增长，也未发现其他不良现象时属正常。随着胃容量的逐渐增大，婴儿在出生3～4个月后会自行停止溢奶，只有少数溢奶非常严重的婴儿会持续到开始学步或断奶后。如果婴儿出现经常性呕吐（每天1次或多次），或者在呕吐物中发现血样物质或黄绿色物，应立刻就医。下列方法可以减少婴儿溢奶的频率和溢奶量。

1.每次哺乳时应尽量让婴儿保持安静且愉快的心情。不要让婴儿一边哭闹一边吃奶。

2.在婴儿吃奶的过程中要避免出现突然的噪声、强光和其他分散婴儿注意力的事情。

3.尽量避免让婴儿平躺着吃奶，避免进食过多使婴儿的胃过度充盈。

4.婴儿吃饱后不要挤压婴儿的腹部或让婴儿活动过于激烈。

5.避免在婴儿极度饥饿时哺乳。

6.哺乳后应让婴儿采取右侧卧位，保持20～30 min后再采取仰卧位，避免哺乳后马上让婴儿仰卧。

7.为了防止婴儿哺乳后溢奶、吐奶或呛咳，需要帮助婴儿排出胃内的气体，可采取拍嗝措施。具体方法如下：

（1）竖抱式拍嗝。在产妇肩上放一块小布巾，防止婴儿溢奶时弄湿衣服，同时防止产妇衣服上的细菌和灰尘进入婴儿的呼吸道；右手扶着婴儿的头和颈部，左手托住婴儿的臀部和大腿，将婴儿缓缓竖起，使其下巴靠在产妇的左肩上。左手给婴儿向上的力，产妇用自己的左脸靠着婴儿，不要让婴儿倒来倒去。右手弓起手掌心（空心掌）轻轻从下而上帮婴儿拍背（见图6-14）。持续1～2 min后，如果婴儿没打嗝，可将婴儿慢慢平放在床上再重新抱起继续拍嗝，这样比连续拍效果更好。这种方法更适合新生儿。

（2）坐怀式拍嗝。分为搭臂拍嗝和面对面拍嗝。这种方法适合较大的婴儿。

1）搭臂拍嗝。产妇双腿并拢，两只手抱住婴儿的腋下，让婴儿横坐在大腿上。婴儿的重心前倾，产妇在左手臂搭好毛巾，同时从婴儿的腋下穿过，环抱住婴儿的肩膀以支撑其身体，并让婴儿的手臂搭在产妇的左手上，使其面部朝外，开始拍嗝（见图6-15）。这种方法适合2个月以上的婴儿。

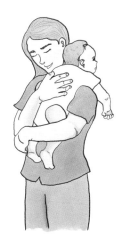

图6-14 竖抱式拍嗝

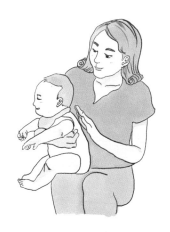

图6-15 搭臂拍嗝

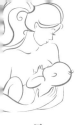

2）面对面拍嗝。产妇双腿并拢，让婴儿端坐在大腿上，和产妇面对面，一只手从侧面环绕住婴儿的后背，另一只手拍婴儿后背。这种姿势的好处是产妇和婴儿相对而坐，能够看清婴儿的面部表情变化，及时了解婴儿的情况（见图6-16）。这种方法适合3个月以上的婴儿。

（3）俯卧式。婴儿俯卧在产妇的大腿上，产妇一只手及手臂托住婴儿腋窝，另一只手弓起手掌心（空心掌）轻轻帮婴儿拍背（见图6-17）。

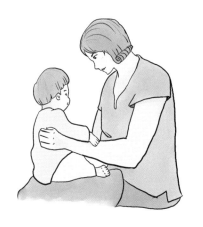

图6-16 面对面拍嗝

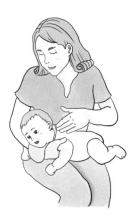

图6-17 俯卧式拍嗝

十、特殊情况下的母乳喂养

1.早产儿

早产儿是指胎龄未满37周，器官功能尚未发育成熟的新生儿。由于早产儿的组织器官发育不成熟、生理功能不完善，体温调节及生存能力差，因此需要给予保暖、预防感染、合理喂养等特殊护理。

（1）实行母乳喂养的早产儿应具备的条件

1）孕龄已满32周或以上的早产儿，婴儿已具备协调的吮吸与吞咽的能力。

2）全身一般情况稳定，或在喂养过程中偶尔出现屏气和心率减慢的现象。

如果不具备上述条件，早产儿不能出院，需由产妇挤出乳汁送到医院由护士协助给予母乳从而进行母乳喂养。

（2）早产儿母乳喂养的好处

1）母乳能充分满足早产儿的营养需求。早产儿出生后的生长发育速度比足月儿快得多，称为追赶生长。按每千克体重来计算，早产儿对葡萄糖、蛋白质、维生素、钙、铁的需要量比足月儿要大。母乳中含有丰富的多不饱和脂肪酸，对神经系统的发育十分重要。母乳中的蛋白质含量高，且以乳清蛋白为主，适合早产儿生长发育的需要。此外，母乳所含有的维生素A、维生素E、维生素C及矿物质如铁、锌、钙都很丰富，且容易被吸收，可以弥补早产儿过早离开母体而导致的营养不良。特别是维生素E存在于红细胞膜上，可以防止细胞膜破裂引起的早产儿出血。

2）母乳有利于早产儿的消化吸收。早产儿的消化道黏膜尚未发育成熟，通透性大，对牛奶等异体蛋白质容易产生过敏；牛奶含酪蛋白高，不易被消化吸收，且容易造成便秘；而母乳中的蛋白质以乳清蛋白为主，容易消化吸收；母乳中的脂肪容易乳化成小脂肪球颗粒形式，容易消化吸收；母乳中所含电解质的量适当，可以减轻肾脏的负担，对肾功能发育不全的早产儿有利。

3）母乳喂养的早产儿比人工喂养的早产儿发生新生儿黄疸的概率小。

4）母乳能提高早产儿的免疫能力。早产儿的免疫系统及皮肤防御功能都未发育成熟，通过胎盘从母体中得到的免疫物质又较足月儿少，因此，早产儿易受外界致病因素的侵袭而患病。母乳中含有较多的免疫活性物质，如溶菌酶、免疫球蛋白等，而且母乳含有较高浓度的乳铁蛋白，对免疫系统发育缓慢的早产儿有重要作用。

（3）早产儿母乳喂养成功应采取的措施

1）增加母乳喂养的信心。产妇对能否喂好早产儿缺乏足够的信心，既焦急又怀疑自己的乳汁能否满足婴儿的需要。早产儿的口腔较小，吮吸能力差，而产妇的乳头与橡皮奶头相比会显得又大又短，使早产儿的口腔难以衔接。在住院时早产儿就已习惯吮吸橡皮奶头，而吮吸产妇的乳头会感到很费力，以致不肯吮吸，进而导致母乳喂养失败。母乳喂养指导师要帮助产妇，让她充分认识到自己的乳汁才最适合婴儿的生理需求，并鼓励她尽早和频繁地接触婴儿，积极主动、有效地实行母乳喂养。

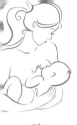

2）加强母乳喂养技巧指导。由于早产儿吮吸能力差或因住院治疗而不能进行直接吮吸时，应指导产妇按时挤奶（至少每3h挤一次），用滴管或小匙喂给早产儿，一旦早产儿具有直接吮吸产妇乳房的条件，就应尽早进行直接母乳喂养。早产儿的哺喂姿势要正确，针对新生早产儿哺乳的特点，用手托起乳房，注意避免颈部过度伸展而影响吞咽；也可以先挤出一点乳汁在乳头上，鼓励早产儿吮吸。由于早产儿胃容量较小、体力差，每天应哺喂12次以上。可以通过增加哺乳次数来满足早产儿的生理需要。每次哺喂后都要将婴儿竖抱起来拍嗝。

3）由于早产儿吮吸能力差，所以产妇在婴儿吮吸后需挤压或吸出剩余乳汁，以保持足够的刺激促使乳汁分泌，待婴儿吮吸力增强时，仍能满足婴儿的需要。

2.双胞胎或多胞胎婴儿

双胞胎婴儿出生时体重低于2.5 kg者，多见于早产儿，但双胞胎产妇的泌乳量完全可以满足双胞胎婴儿的需求，应该按照早产儿的护理方式进行喂养。双胞胎婴儿可以采取以下哺乳方法。

（1）双人橄榄球式。这种姿势可以让产妇在哺乳过程中控制婴儿头部的移动，用枕头支撑婴儿，避免婴儿过度向后仰（见图6-18）。

（2）交叉摇篮式。产妇要先用摇篮式抱姿抱住一个婴儿，然后在另一边抱住另一个婴儿，把婴儿的头分开，使其双腿交叉。这种姿势同样需要用枕头进行支撑（见图6-19）。

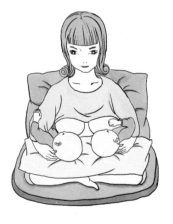

图6-18　双人橄榄球式

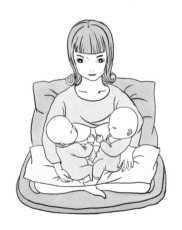

图6-19　交叉摇篮式

（3）平行姿势。一个婴儿用摇篮式抱姿，另一个婴儿用橄榄球式抱姿。将采用摇篮式抱姿的婴儿放在产妇的手臂上，而将采用橄榄球式抱姿的婴儿放在一个枕头上，并用手托住其颈背（见图6-20）。

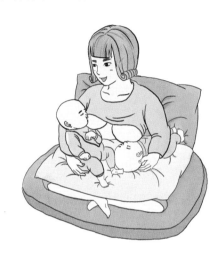

图6-20　平行姿势

3.剖宫产婴儿

（1）建立母乳喂养的信心。由于产妇在孕期和产后对剖宫产手术没有正确的认识，在术前、术后可能会产生担心、紧张、恐惧、烦躁、抑郁等负面情绪，对剖宫产后的泌乳产生一定影响。母乳喂养指导师要对产妇进行母乳喂养教育，使其认识到母乳喂养的重要性，相信自己的泌乳量能满足婴儿的需要，婴儿吮吸不够或吮吸无效会影响乳汁分泌，从而解除产妇的紧张情绪，增强成功母乳喂养的信心。

（2）指导产妇正确哺乳。麻醉剂不影响哺乳，剖宫产术后1 h以内即可进行母乳喂养，可采取侧卧位哺乳；不能侧卧时，产妇取半卧位，让婴儿趴在产妇胸前吮吸乳头。

4.哺乳期妇女外出或工作时的母乳喂养

上班前哺乳1～2次。回家后应尽量频繁哺乳，夜间所释放的泌乳素比白天多，乳汁分泌量大，要坚持夜间哺乳。如果上班期间不能哺乳，要学会挤奶与储存母乳的方法（详见本章第五节）。

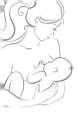

十一、患病婴儿的母乳喂养

1.婴儿腹泻的哺乳

腹泻是婴儿的常见疾病，由于母乳中含有许多免疫物质，且母乳中的电解质含量适当，渗透压低，即使婴儿腹泻也不会造成严重的脱水。另外，母乳中还含有促进婴儿肠道黏膜修复的生长因子，其所含的蛋白质、脂肪比其他乳类更容易消化。所以婴儿腹泻时不要中断母乳喂养。如婴儿有轻度的脱水现象，须及时就医，可以将乳汁挤出后送医院进行母乳喂养。

2.婴儿肺炎的哺乳

肺炎的临床症状主要是气急、发绀、体温升高、咳嗽无力而拒绝吃奶，严重时有呼吸困难或呼吸暂停。在进行治疗的同时，应在医护人员的帮助下实行母乳喂养，并注意以下问题：

（1）不宜喂得过饱，每次哺喂后要将婴儿竖抱起来拍嗝。

（2）对病情较重，暂时不能直接进行母乳喂养的婴儿，产妇应把乳汁挤出来，用小匙或滴定管喂哺。

（3）禁止使用人工乳头，以免产生乳头错觉，给以后的母乳喂养造成困难。

（4）对于需要使用呼吸机的患儿，可通过鼻胃管喂食母乳。一旦病情好转，应尽早进行直接哺乳。

十二、产妇患病时的母乳喂养

1.产妇患心脏疾病

分娩期及产褥期的最初3天，是产妇心脏负担最重的时期，应给予特别注意。心功能为Ⅰ、Ⅱ级的产妇，可以给婴儿哺乳，但必须注意增加营养。产后如果使用抗生素，应在医生的指导下选择对新生儿影响小的抗生素类药物；心功能的Ⅲ、Ⅳ级的产妇不宜哺乳。由于产妇产后血液重新分配，心脏负担加重，容易发生心力衰竭。人工瓣膜置换术后的产妇，如果能顺利地妊娠、分娩，并且心功能良好，可以进行母乳喂养。

2.产妇患高血压

一般来说，患慢性高血压的产妇可以哺乳。但是合并心、脑血管疾病及严重的肾功能衰竭者，不宜母乳喂养。由于各种抗高血压的药物可以通过血液循环进入乳汁，患高血压病的产妇应在医生的指导下合理用药。就诊时应告知医生自己在哺乳期，避免使用对婴儿有影响的药物。

3.产妇患糖尿病

（1）母乳喂养对糖尿病的影响。患有糖尿病的产妇，如血糖控制良好，乳汁的生成和泌乳都不会受影响，因此对母乳喂养没有影响。并且哺乳可以增加能量消耗，具有降低血糖的作用。患糖尿病的产妇应根据哺乳情况调整饮食和降糖药物的剂量，就诊时告知医生自己在哺乳期。

（2）患糖尿病的产妇哺乳期的饮食和治疗。在哺乳期可以正常饮食。一般分泌850 mL乳汁需要消耗1 000 kcal的能量。因此哺乳期患糖尿病的产妇每日的膳食中要适当增加碳水化合物和蛋白质，能量增加至2 300 kcal/d，并向医生咨询哺乳期间的治疗方案。

（3）患糖尿病的产妇易发生感染。产妇抵抗力低下，产后出现乳胀、乳管阻塞，这时应及时排空乳房，并注意休息，以免发生急性乳腺炎。

4.产妇患病毒性肝炎

病毒性肝炎包括甲、乙、丙、丁、戊五种肝炎病毒引起的病毒性肝炎。

（1）甲型病毒性肝炎和戊型病毒性肝炎。甲型病毒性肝炎和戊型病毒性肝炎主要通过粪口传播。若产妇在分娩前已不具有传染性，可以进行母乳喂养。若分娩时疾病没有治愈，则应停止哺乳，在隔离期间，要保持乳汁的正常分泌，以保证病愈后哺乳。

（2）乙型病毒性肝炎。血液或体液传播、母婴传播是乙型肝炎的主要传播途径，母婴传播又包括胎盘的垂直传播，以及通过分娩、哺乳等途径的水平传播。

对感染乙肝的孕妇，在妊娠期最后2个月，要每月注射乙肝特异性免疫球蛋白一支，新生儿应在出生后24 h内尽早（最好在出生后12 h内）注射乙肝免疫性球蛋白，同时在不同部位接种乙肝疫苗，在1个月和6个月时分别接种第2和第3针乙肝疫苗。

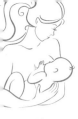

产妇肝功能正常可哺乳。

（3）丙型病毒性肝炎。丙型病毒性肝炎的主要传播途径是输血和血液制品，丙型病毒性肝炎可以慢性化，且目前没有预防丙型肝炎的免疫球蛋白和疫苗，患丙型肝炎时不宜进行母乳喂养。

十三、哺乳期用药注意事项

一些药物可以通过血液循环进入乳汁中，并且婴幼儿代谢和排泄药物功能尚不完善，所以哺乳期妇女用药对婴幼儿有一定的影响，必须考虑婴幼儿的安全。

（1）可以服用的西药。青霉素类，如青霉素、氨苄西林等为窄谱抗生素，毒性小，是对婴幼儿最安全的抗感染药物。

（2）慎用和禁用的西药

1）四环素类，如四环素、土霉素、强力霉素、美满霉素，可沉积于牙釉质及骨骼，影响胎儿牙釉质及体格发育。

2）抗结核类，如利福平，有潜在致瘤性。

3）大环内酯类，如红霉素、阿奇霉素等，通过乳汁，血药浓度可以达到50%，容易导致肝脏损坏。

4）氟喹诺酮类，如氧氟沙星、莫西沙星，可抑制骨髓、影响软骨发育。

5）林可酰胺类，如洁霉素、克林霉素，可影响肝肾功能。

6）氨基糖甙类，如卡那霉素、链霉素、庆大霉素等，可引起前庭损伤，导致耳聋。

7）磺胺类，如复方新诺明，可加重新生儿黄疸。

（3）哺乳期慎用和禁用的中药

1）温里祛寒药，如肉桂、厚朴、附子、干姜等，容易造成婴幼儿上火。

2）清热泻火药，如石膏、寒水石、大黄等，这类中药过于寒凉，容易引起婴幼儿腹泻。

3）回奶作用的中药，如芳香解表药中的薄荷、消食药中的炒麦芽、止涩药中的石榴皮、逍遥散等，应该避免使用。

4）毒性比较大的中药，如乌头、天南星等，应该禁用。

若不得已使用了哺乳期禁用的药物，需要暂停哺乳。即使用药结束，恢复哺乳的时间由药物的半衰期决定。每一种药物都会有半衰期，通常会在药品说明书里注明，一般认为经过5个半衰期左右药物就能从体内完全清除，就可以恢复哺乳了。如抗菌药物左氧氟沙星，说明书里标注的半衰期是6 h左右，5个半衰期的时间药物在体内基本清除，因此用半衰期的数值6乘以5，大概30 h药物可以从身体里清除完全，也就是服药后30 h左右可以恢复哺乳。

总之，哺乳期应该在医生的指导下服用药物。产妇使用药物前，也应该认真阅读说明书，慎重服用。另外，应该在哺乳后，马上服用药物，以减少乳汁中的药物浓度；避免使用缓控释制剂，防止药物在母体内停留时间太长，减少对婴幼儿的影响；服用抗生素后，婴幼儿若出现轻微的腹泻，属于正常反应，产妇无须担心。若婴幼儿出现严重腹泻，产妇应立即停药，并咨询医生作相应的处理。

十四、不宜哺乳的情况

产妇进行化疗或放射治疗，严重心脏、肾脏、肝脏疾病，高血压及糖尿病伴有重要器官功能损害者、严重精神病、反复发作癫痫，患传染性肝炎的急性期、活动期肺结核、流行性传染病时，不宜哺乳，应以配方奶粉代替母乳，可定时用吸奶器吸出母乳以防回奶。待产妇病愈，无传染性，可继续哺乳。患乳房疱疹、吸毒未戒毒前、感染艾滋病病毒的产妇不宜哺乳。

第五节　挤奶与母乳储存

挤奶是保持乳房正常泌乳的重要措施之一。需要外出和工作的哺乳期妇女为了防止胀奶和泌乳量的减少，需要保证3～4 h吸奶一次，并将挤出的母乳装入奶瓶或储奶袋中，下班后带回家喂给婴幼儿，这是坚持母乳喂养的重要方法。

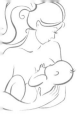

一、挤奶的适应证

1.为了促进泌乳。

2.乳腺导管堵塞、乳汁淤积导致乳胀。

3.早产儿、低体重儿没有吮吸能力。

4.婴幼儿有先天性口腔畸形（如唇腭裂）。

5.婴儿拒绝吮吸。

6.产妇或婴幼儿生病，暂时不能进行母乳喂养。

7.产妇因工作或外出造成母婴分离，不能及时哺乳。

二、挤奶前的准备

1.地点的选择

选择卫生安全的采集地点，合理储存，减少污染。建议选择闲置的会议室、办公室或专门的母乳喂养室挤奶。卫生间细菌较多，不能作为安全的挤奶地点。

2.物品的准备

储奶器具如吸奶器、储奶瓶需提前清洗和消毒。储奶器具最好使用适宜冷冻、密封良好的塑料制品，如储奶瓶、母乳保鲜袋等，其次为玻璃制品，尽量不要选择金属制品，因为母乳中的活性因子会附着在金属上，降低母乳的营养价值。再准备一个干净的储奶杯、一条干净的毛巾。

3.清洁

把双手彻底清洗干净后清洁乳房，用毛巾热敷乳房3～5 min，并轻轻按摩乳房。

4.心理的准备

调整好自己的心情，使自己处于愉快的情绪中，这样有助于建立泌乳反射。

三、挤奶的姿势

1.坐或站着均可，以感到舒适为宜。

2.身体略向前倾，将大口径的、清洁的盛奶容器靠近乳房。

3. 用手将乳房托起，乳头对着容器的开口。

四、挤奶的方法

挤奶时可直接用手挤或借助吸奶器。吸奶器分为手动吸奶器和电动吸奶器。手动吸奶器是由人工控制吸奶过程，不能保持恒定的频率和力量，这样对乳房的刺激不利。电动吸奶器能调控力量和频率，且能持久恒定，双头吸奶器可节约吸奶的时间。

1. 人工挤奶

（1）将拇指和食指分别放在乳房的上、下方，距乳头根部 1～2 cm 的乳晕上方（见图6-21）。

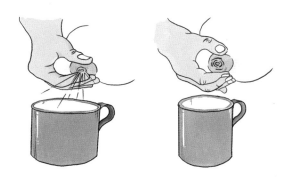

图6-21 挤奶步骤与手法

（2）拇指先向胸壁方向（内侧）轻轻下压，压力应作用在拇指与食指间乳晕下方，然后向外有节奏地挤压、放松，反复进行压—挤—松操作。放松时手不要离开皮肤，不能有滑动或摩擦的动作。

（3）依各个方向将乳房内每一根乳腺导管的乳汁都挤出来，不要挤压乳头。

（4）如果不能直接母乳喂养，应在分娩后 6 h 内开始挤奶，间隔 3 h 一次，夜间也要坚持。每侧乳房挤 3～5 min，两侧乳房交替进行，用手挤奶每次持续 15～20 min。

2. 吸奶器挤奶（以电动吸奶器为例）

（1）将新买的吸奶器拆卸、清洗并消毒，再进行组装（见图6-22）。

（2）产妇坐在椅子上，保持舒适的姿势，身体前倾，打开吸奶器防尘盖。

（3）将乳头对准喇叭口的中心位置，同时将硅胶紧贴乳房，避免空气泄漏导致吸力不足。用适宜的力度握住手柄进行操作（见图6-23）。

（4）待吸奶完毕后，取下奶瓶，盖上密封保险盖，放入冰箱冷藏或冷冻。

（5）将吸奶器拆卸、清洗并消毒，晾干后组装备用（见图6-24）。

（6）使用吸奶器挤奶以15～20 min为宜。

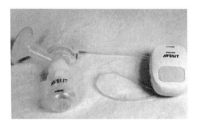
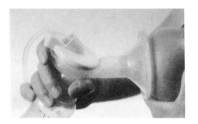

图6-22　电动吸奶器　　　　图6-23　电动吸奶器吸奶

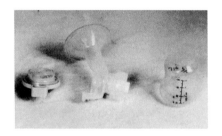

图6-24　拆卸后的电动吸奶器

五、挤奶的注意事项

1.外出或上班时，每3 h挤奶一次。

2.挤奶应由产妇独立操作，以不引起疼痛为宜。

3.乳汁储存于乳晕内的输乳管窦，挤奶时应挤压乳晕，避免挤压乳头。

4.一侧乳房要至少挤压3～5 min，待乳汁减少时，再换另一侧乳房挤奶，如此反复交替进行。

5.由于分娩后的前几天泌乳量少，因此一次挤奶持续的时间至少15～20 min。

6.在乳汁分泌不足的情况下，婴儿吮吸后，也可以使用吸奶器再吸10 min左右，

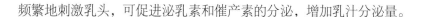

频繁地刺激乳头，可促进泌乳素和催产素的分泌，增加乳汁分泌量。

六、母乳的储存、解冻和加热方法

1.母乳的储存方法

（1）上班的哺乳期妇女可用保温瓶或保温箱储存母乳。如使用保温瓶，可预先在瓶内装上冰块，让瓶子冷却后再将冰块倒出，装进收集好的乳汁。如使用保温箱，可在箱底装些冰袋，再将装好母乳的容器放进保温箱冷藏。

（2）挤出的母乳应存放于经过消毒的密封奶瓶或储奶袋中，在储存容器上贴上标签并注明日期，以方便家人或育婴员给婴儿合理喂食，且不会造成浪费。

（3）乳汁不能超过容器体积的3/4，以防储奶袋冷冻结冰而被胀破。

（4）最好根据婴儿每次的食用量，将母乳分成若干小份（60～120 mL）存放，每一小份的母乳储存容器上贴上标签并注明日期。

（5）解冻后的乳汁不能再次冷冻。

（6）挤出的新鲜母乳，在保存期内喂哺婴儿是安全的，不需要进行消毒，注意母乳不能保存在37℃以上的条件下（见表6-1）。

表6-1　　　　　　　　　　母乳的储存条件和时间

储存条件	储存参考时间
室温保存（≤25℃）	4 h
冷藏保存	
15℃便携式冰盒内	24 h
冰箱4℃冷藏室内经常开关冰箱门	24 h
冰箱4℃冷藏室内靠近冰箱后壁最低温处	48 h
冷冻保存	
-15℃的独立冷冻室	3～4个月
-20℃深低温冷冻	6～12个月

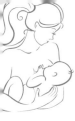

2.解冻和加热母乳的方法

解冻母乳时，应先用冷水浸泡密封袋，然后逐渐加入热水，直至母乳完全解冻并升至适宜喂哺的温度；也可将密封袋放置在冷藏室中慢慢解冻，冷冻的母乳不能在室温解冻；不能将母乳直接用炉火或微波炉加热，否则会破坏母乳中的营养成分；每次按照喂养量取出母乳，不能对母乳反复加热，解冻后的母乳一定要在24 h内喝完，没有喝完的则要丢弃，不能再次进行冷冻。

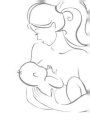

第七章
孕产妇常见心理问题与干预

　　妊娠、分娩、哺乳对于育龄期妇女来讲，虽然是自然、正常的生理过程，但在这一时期，孕产妇均会发生一系列生理和心理的变化。同时，女性还要承担来自社会、家庭、工作及自身角色转变等多方面的压力，易造成较大的心理困扰甚至导致精神心理疾病的发生。这不仅会影响产妇的产程安全和分娩质量，还会对婴儿的智力、情绪和行为发展产生明显的不良影响。因此，母乳喂养指导师应在整个孕期和分娩后给予孕产妇合适的、有针对性的鼓励、安慰以及有效的干预。积极参与分娩心理支持，开展健康教育，减轻孕产妇的心理负担，避免心理问题的产生。

第一节　孕产妇常见心理问题与预防

一、孕产妇常见的心理问题

1.孕妇常见的心理问题

在妊娠的不同时期，孕妇关注不同的问题，从而造成不同的心理问题。

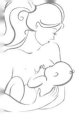

（1）孕早期（末次月经第1天至妊娠13周末）的心理问题。这一时期的孕妇心理反应强烈，感情丰富，如矛盾、恐惧、焦虑、将信将疑等，类似的情感变化甚至可波及妊娠的整个过程。处于这一时期的孕妇，特别是有过不良孕产史、服药史、受到过外界不良因素刺激（物理的和化学的）的孕妇，会对当次妊娠产生很大的负担，多处于精神高度紧张，甚至恐惧不安的情绪中。

（2）孕中期（妊娠14周始至27周末）的心理问题。这一时期是孕妇心理问题相对较少的时期。孕妇经过了妊娠早期12周的过程，怀孕失败的恐惧感骤减，取而代之的是更多的幸福感和自豪感，关心的问题也转移到胎儿发育情况以及营养补充、胎教等实质性的问题上来。

（3）孕晚期（妊娠28周至分娩期前）的心理问题。随着预产期的临近，这一时期的孕妇又开始紧张起来，导致对分娩产生焦虑和恐惧心理。随着预产期的迫近，许多孕妇迫不及待地盼望孩子早点出生，以解除负担。

2.产妇常见的心理问题

（1）焦虑和恐惧。面临分娩的孕妇大都有一种恐惧与焦虑感，特别是进入围产期的孕妇，随着分娩的临近，这种情绪逐渐加重，尤其是初产妇更加明显。有些产妇受亲属、其他产妇或一些不良刺激的影响，认为自己也可能遭遇不测，从而造成恐惧和焦虑。因此，在产程中表现得紧张不安，拒绝饮食和休息，哭闹、情绪不稳定。

（2）情绪容易激惹。大部分产妇没有分娩经验，缺乏安全感，对分娩时的阵痛有恐惧心理，对分娩缺乏信心，并一直处于强烈不安和焦虑的紧张状态中，容易出现情绪失控。

二、孕产妇心理问题的预防

1.分期预防的原则

预防可分别在孕前、孕期、产后三个时期实施。

（1）孕前预防。准备怀孕的女性要到孕妇学校接受孕前教育，了解优生优育知识，对身心进行自我调适；多休息，适当运动，保证充足睡眠，遇到不开心的事要冷静对待，培养积极的生活态度。丈夫应做到不吸烟、喝酒，不与妻子争吵，多陪伴、

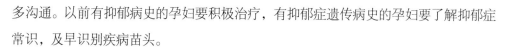

多沟通。以前有抑郁病史的孕妇要积极治疗，有抑郁症遗传病史的孕妇要了解抑郁症常识，及早识别疾病苗头。

（2）孕期预防。做好孕期保健，让孕妇及家属了解孕产期母婴生理及胎儿生长发育的变化、分娩知识、孕期营养、产后母乳喂养知识等，消除不必要的顾虑和恐惧。

（3）产后预防。让产妇多休息，解除分娩时的疲惫，注意增加营养，不但满足自身需要，还要满足泌乳的需要。母乳喂养指导师要及时正确地指导母乳喂养，缓解产妇压力，减少负面情绪。丈夫应主动协调好夫妻关系、婆媳关系，主动承担家务和分担照料婴儿的责任，要多陪伴、多鼓励、多沟通，帮助产妇适应角色转变。有调查表明，婚姻满意度低、缺乏家庭支持和帮助，尤其是缺乏丈夫支持的产妇，更易患产后抑郁症。

2.预防措施

（1）加强健康教育。健康教育的内容应包括对妊娠及分娩的常识性问题、焦虑情绪的本质、人为何会产生焦虑等，并指导进行一些简单实用的应对焦虑的方法，改变某些不良的生活方式等。

（2）注意孕期身体健康。建议孕妇定期进行体检，加强对孕妇饮食健康知识的宣传，推广孕产妇保健操、呼吸运动、胎教音乐，以及冥想松弛等的练习。

（3）关注调节孕产妇情绪。让孕产妇了解情绪管理对改善自身、胎儿及家人关系的重要性。指导进行一些呼吸运动、冥想放松练习、唱歌等，以帮助孕产妇表达、接纳自己的情绪，学会掌握和管理自己的情绪。

（4）社会关系的调整。妊娠期间，孕妇对夫妻关系和家庭关系一般会格外敏感，容易产生情绪波动。另外，孕妇即将成为人母，面临社会、家庭角色的转变，也会感到负担加重。适应社会角色和家庭关系的变化，最主要的方法是认识生命的价值和意义，重新建立一个平和的心态。

（5）角色的认同与转变。指导孕产妇学习育儿知识、夫妻关系和婆媳关系相处的方法，学会接纳和欣赏他人，建立自信和自尊，从而达到身体和心理共同健康成长的目标。

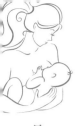
（6）积极运动。应鼓励孕妇适当地做一些家务，并经常到户外活动，多活动有助于孕妇保持一个良好的心态及饮食和睡眠习惯，保持饱满的精神状态，增强体质，提高胎儿和自身的抗病能力。

第二节　孕产妇焦虑障碍的评估与干预

焦虑障碍是一种以焦虑情绪为主的精神心理问题，以广泛和持续性焦虑或反复发作的惊恐不安为主要特征。孕产期焦虑障碍的预后在很大程度上与个体素质有关，如处理得当，大多数患者能很快好转。一般来说，病程短、症状较轻、病前社会适应能力完好、个性缺陷不明显者预后较好，反之预后不佳。有晕厥、现实解体、癔症样表现及自杀倾向者，常提示预后不佳。

一、病因

1.孕早期焦虑情绪的相关因素

担忧胎儿健康，担忧分娩安全，担忧胎儿营养不良，对怀孕没有心理准备，对怀孕有恐惧情绪，担忧分娩疼痛，担忧体形改变。

2.孕中期焦虑情绪的相关因素

担忧胎儿健康，担心体形改变，近3个月有不愉快事件，不能根据孕期营养需求增加营养。

3.孕晚期焦虑情绪的相关因素

担忧胎儿健康，担忧分娩疼痛，担忧分娩安全，睡眠不好，担忧影响工作，近3个月有不愉快事件。

4.产后焦虑情绪的相关因素

产褥期的焦虑情绪的相关因素包括担忧药物对新生儿的影响，担忧乳汁不能满足新生儿需要，担忧体形能否恢复正常，有产前焦虑情绪、产后伤口疼痛剧烈，担忧新生儿喂养问题。

产褥期过后的焦虑情绪的相关因素包括担心用药影响母乳喂养，担忧乳汁不能满足婴幼儿营养需要，产后有不愉快生活事件，担忧婴幼儿喂养，担忧产后避孕问题，担忧产后影响工作。

二、临床特点

1.广泛性焦虑障碍

又称慢性焦虑障碍，是焦虑障碍最常见的表现形式。常起病缓慢，以经常或持续存在的焦虑为主要临床特点。具体表现如下：

（1）精神焦虑。精神上的过度担心是焦虑症状的核心。表现在对未来可能发生的、难以预料的某种危险或不幸事件经常担心。有的患者不能明确意识到自己担心的对象或内容，而只是一种提心吊胆、惶恐不安的强烈的内心体验，称为自由浮动性焦虑；有的患者担心的也许是现实生活中可能发生的事情，但其担心、焦虑和烦恼的程度与现实不相称，称为预期焦虑。患者常有恐慌的预感，终日心烦意乱、忧心忡忡、坐卧不安，似有大祸临头之感。

（2）躯体焦虑。表现为运动不安与多种躯体症状。运动不安可表现为搓手、顿足，不能静坐，不停地来回走动，无目的的小动作增多。有的患者出现舌、唇、指肌的震颤或肢体震颤。胸骨后的压缩感是焦虑的一个常见表现，常伴有气短。肌肉紧张表现为主观上的一组或多组肌肉不舒服的紧张感，严重时有肌肉酸痛，多见于胸部、颈部及肩背部肌肉，紧张性头痛也很常见。自主神经功能紊乱表现为心动过速、皮肤潮红或苍白、口干、便秘或腹泻、出汗、尿意频繁等症状。

（3）觉醒度提高。表现为过分的警觉，对外界刺激敏感，易出现惊跳反应；注意力难以集中，易受干扰；难以入睡、易惊醒；情绪易激惹；感觉过敏，有的患者能感觉到自身肌肉的跳动、血管的搏动、胃肠道的蠕动等。

（4）其他症状。广泛性焦虑障碍患者常合并疲劳、抑郁、强迫、恐惧、惊恐发作及人格解体等症状。

2.惊恐障碍

惊恐障碍又称急性焦虑障碍。患者常在无特殊的恐惧性处境时，突然感到一种突如其来的惊恐体验，伴濒死感或失控感以及严重的自主神经功能紊乱症状。患者好

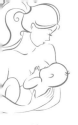

像觉得死亡将至、灾难来临，或奔走、惊叫、四处呼救，伴胸闷、心动过速、心跳不规则、呼吸困难或过度换气、头痛、头昏、眩晕、四肢麻木和感觉异常、出汗、肉跳、全身发抖或全身无力等自主神经症状。一般历时5～20 min，很少超过1 h，但不久又可突然再发。发作期间始终意识清晰，高度警觉，发作后仍心有余悸，担心再发，不过此时焦虑的体验不再突出，而代之以虚弱无力，需数小时到数日才能恢复。60％的患者由于担心发病时得不到帮助而产生回避行为，如不敢单独出门，不敢到人多热闹的场所，发展为场所恐惧症。

三、健康评估

对于存在焦虑症状的孕产妇，应当进行完整的心理、社会和生物学评估，以明确诊断，同时了解其他的精神症状及躯体一般情况，评估包括现病史、既往史、个人史、家族史等。

1.现病史

焦虑障碍开始发生的时间、焦虑在每天或最近出现的时间、持续的时间和严重程度，缓解或加重的因素；焦虑之外的其他精神症状，如抑郁、躁狂、精神病性症状等，认知功能的改变等；伴随的躯体症状，如疼痛、睡眠改变、体重改变、食欲改变、性欲改变等。

2.既往史

既往是否有过类似发作，如果有则需要了解以往采用何种治疗方法、药物使用的种类和剂量、起效的时间、疗程、主要不良反应等。同时要了解间歇期是否还有相关症状，社会功能是否能恢复到病前水平。

3.个人史

个人的心理行为发展史，包括童年的生活创伤、躯体、性虐待或性侵犯、情感虐待等，以及生活中的重大转折、心理严重创伤、滥用烟酒或药物、使用其他精神活性物质。

4.家族史

焦虑障碍常有遗传倾向，所以要了解其亲属中焦虑、其他情感障碍发作及其他异常行为史。

5.体格检查

对怀疑有焦虑障碍的孕产妇均应做全面的体格检查，以排除躯体疾病的可能。

四、干预与处理

1.心理干预

（1）健康教育。焦虑障碍患者一般容易接收新的信息，尤其是一些有助于解释或减轻焦虑程度的信息。因此，对焦虑障碍的孕产妇进行孕产期心理卫生的健康教育是必要的。

（2）认知干预。焦虑障碍患者容易出现两类逻辑错误，其一是过高地估计负性事件出现的可能性，尤其是与自己有关的事件，如对分娩这一特殊生理过程缺乏正确的理解和认识，可能会在分娩过程中产生不同程度的焦虑、紧张甚至恐惧等；其二是过分戏剧化或灾难化地想象事件的结果。对患者进行全面的评估后，要帮助患者改变不良认知或进行认知重建。

（3）行为干预。运用呼吸训练、放松训练、分散注意等行为治疗方法常常有效。对于因焦虑或惊恐发作而回避社交的患者，可以应用系统脱敏（暴露）治疗。

2.药物干预

严重焦虑症或反复发作性焦虑症，应在医生指导下及时采用药物治疗。常用的药物有文拉法辛、度洛西汀、丁螺环酮、三环类抗抑郁药、苯二氮卓类等。

第三节　产后抑郁障碍的评估与干预

抑郁障碍是育龄期女性最常见的精神心理问题之一，抑郁障碍是指各种原因引起的以显著而持久的心境低落为主要症状的一类心境障碍。临床上主要表现为心境低落，与其处境不相称，可以从闷闷不乐到悲痛欲绝，甚至发生木僵，严重者可出现幻觉、妄想等精神症状。部分患者存在自伤、自杀倾向。

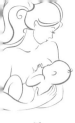

产后抑郁障碍是指产后4周内出现达到诊断标准的抑郁，可伴或不伴精神病性症状。严重的产后抑郁障碍患者可出现一些精神病性症状，如有些患者存在命令性幻听或存在婴儿被迫害的妄想导致杀死婴儿。

一、病因

1.生物因素

主要与围产期激素的变化有关，尤其是分娩后体内雌激素和孕激素水平的骤降，垂体前叶促性腺激素减少，以致性腺、甲状腺、肾上腺皮质功能不足等，是产后精神障碍发生的生物学基础。妊娠期有焦虑或抑郁的产妇，与正常孕妇相比较，产褥期抑郁症发生率更高。有研究发现，大约1/3妊娠期有焦虑和抑郁症状的孕妇会出现产后抑郁，说明妊娠期焦虑和抑郁症是产后抑郁的主要危险因素之一。高龄也是产后抑郁症发生的危险因素，有研究发现35岁以上产妇有孕期焦虑和抑郁症，产后焦虑症和抑郁症的比例都明显高于35岁以下的产妇。

2.心理社会因素

心理社会因素常见的诱发因素有应激性生活事件，缺乏良好的社会支持，分娩前恐惧，分娩并发症，夫妻关系，婆媳关系，家庭经济，人格特点等。有调查发现，妊娠期及产后缺乏社会支持，过低的家庭收入与产后抑郁症密切相关，家人对产妇的关心和孕期心理准备充分是产后抑郁的保护因素，负性生活事件则是产后抑郁的重要诱因。

二、临床特点

抑郁障碍的主要症状为"三低"，即心境低落、兴趣丧失以及精力缺乏。在"三低"的基础上常常伴有其他认知、生理以及行为症状，如注意力不集中、失眠、反应迟钝、行为活动减少以及疲乏感。具体表现如下：

1.情感症状

情感症状是抑郁障碍的主要表现，包括自我感受到或他人可观察到的心境低落、兴趣减退甚至丧失，无法体会到幸福感，甚至会莫名其妙感到悲伤。低落的心境几乎每天都存在，一般不随环境变化而好转。但一天内可能出现特征性的昼夜差异，如有些患者晨起心境低落最为严重，傍晚开始好转。有些患者还伴有焦虑、痛苦、坐立不安、来回走动，导致注意力不集中更加突出。有时这些体验比抑郁心境更为突出，因而可能掩盖抑郁心境导致漏诊或误诊。

2.躯体症状

躯体症状包括体重、食欲、睡眠和行为活动等方面的异常。其典型的表现包括①早晨抑郁加重；②精神运动性迟滞；③早上较平时早醒2 h或更多；④食欲明显下降；⑤1个月内体重降低至少5%；⑥性欲明显减退。此外，部分患者还存在不明原因的疼痛、心动过速、便秘等症状。存在精神发育迟滞或神经认知功能障碍的患者可能无法详细描述主观体验，这种情况下客观观察到的躯体症状对于诊断尤为重要。

3.认知症状

严重的抑郁状态时，常存在一定程度的认知功能减退或损害。许多抑郁患者会描述存在思维迟缓、注意力不集中、分心、信息加工能力减退、对自我和周围环境漠不关心。一般而言，这种抑郁性认知损害有些是一过性的，当抑郁症状缓解后，这些认知功能损害可恢复到病前正常水平，但也有些认知功能损害症状不随抑郁症状的缓解而缓解。

三、健康评估

1.产后抑郁症判断标准

产后抑郁症至今尚无统一的诊断标准。许多产妇有不同程度的抑郁表现,但大多数能通过心理疏导而缓解。根据美国精神病学会在《精神疾病的诊断与统计手册》(DSMN)中制定的标准,产褥期抑郁症诊断标准为在产后2周内出现下列5条或5条以上的症状,必须具备（1）（2）两条：

（1）情绪抑郁

（2）对全部或多数活动明显缺乏兴趣或愉悦

（3）体重显著下降或增加

（4）失眠或睡眠过度

（5）精神运动性兴奋或阻滞

（6）疲劳或乏力

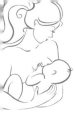

（7）遇事均感毫无意义或有自罪感

（8）思维能力减退或注意力不集中

（9）反复出现想死亡的想法

（10）在产后4周内发病

2. 产后抑郁自我测试

爱丁堡产后抑郁量表(EPDS)是应用广泛的自评量表，包括10项内容，根据症状的严重度，每项内容分4级评分(0、1、2、3分)，于产后6周进行，完成量表评定约需5 min。10个项目分值的总和为总分。总分在12～13者可能患有不同程度的抑郁性疾病。总分相加≥13分者可诊断为产后抑郁症。

（1）我能看到事物有趣的一面，并笑得开心。（　　　）

　A.同以前一样　　　　　　　　B.没有以前那么多

　C.肯定比以前少　　　　　　　D.完全不能

（2）我欣然期待未来的一切。（　　　）

　A.同以前一样　　　　　　　　B.没有以前那么多

　C.肯定比以前少　　　　　　　D.完全不能

（3）当事情出错时，我会不必要地责备自己。（　　　）

　A.没有这样　　　　　　　　　B.不经常这样

　C.有时会这样　　　　　　　　D.大部分时候会这样

（4）我无缘无故感到焦虑和担心。（　　　）

　A.一点也没有　　　　　　　　B.极少这样

　C.有时候这样　　　　　　　　D.经常这样

（5）我无缘无故感到害怕和惊慌。（　　　）

　A.一点也没有　　　　　　　　B.不经常这样

　C.有时候这样　　　　　　　　D.相当多时候这样

（6）很多事情冲着我来，使我透不过气。（　　　）

　A.我一直像平时那样应付得好

　B.大部分时候我都能像平时那样应付得好

C.有时候我不能像平时那样应付得好

D.大多数时候我都不能应付

（7）我很不开心，以致失眠。（　　　）

A.一点也没有　　　　　　　　　B.不经常这样

C.有时候这样　　　　　　　　　D.大部分时间这样

（8）我感到难过和悲伤。（　　　）

A.一点也没有　　　　　　　　　B.不经常这样

C.有时候这样　　　　　　　　　D.大部分时候这样

（9）我不开心到哭。（　　　）

A.一点也没有　　　　　　　　　B.不经常这样

C.有时候这样　　　　　　　　　D.大部分时间这样

（10）我想过要伤害自己。（　　　）

A.没有这样　　　　　　　　　　B.很少这样

C.有时候这样　　　　　　　　　D.相当多时候这样

测试计分说明：A＿＿＿个，B＿＿＿个，C＿＿＿个，D＿＿＿个（A计0分，B计1分，C计2分，D计3分）。

测出的分数：＿＿＿。

EPDS测查评分解释：得分范围为0～30分，以9～13分作为诊断标准。总分相加≥13分可诊断为产后抑郁症。若≥13分，建议及时进行综合干预。

四、干预与处理

1.心理干预

对轻中度抑郁症状者可采用人际心理治疗、认知行为疗法等心理治疗。对于大部分产妇来说，产后抑郁经过一段时间将会自然消失，恢复正常。以下方法有助于产后抑郁的康复与调节。

（1）焦点转移法。如果产后的确面临严重不愉快的生活事件，甚至问题棘手难以解决，不要让精力总是黏滞在不良事件上，应将注意力转移到一些愉快的事情上，

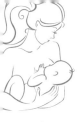

关注自己的喜好。

（2）主动求助法。要主动接受别人的帮助，或主动寻求他人帮助。家人也不要只顾沉浸在增添新婴儿的快乐中而忽略了产妇的心理变化，要多陪产妇聊天，及时辅助育儿。

（3）自我欣赏法。多看自己的优点，多看事物的好处，多想事情可能成功的方面。

（4）放松充电法。适当调节变动生活内容，不要时时刻刻关注婴儿而忽略了自己，将婴儿暂时交给其他人照料，让自己放个短假，哪怕是两小时、半天，也能达到放松自己和心理充电的作用；或者和丈夫一起出去吃晚餐或看电影，使身心尽量得到放松；和好朋友一起吃饭、聊天或与其他产妇聊天，交流各自感受。

（5）倾诉宣泄法。找好友或亲人交流，尽情宣泄郁闷情绪。

（6）角色交替法。从母亲的角色转换到妻子的角色。

（7）行为调整法。例如，深呼吸、散步、打坐、冥想平静的画面、听舒缓优美的音乐、做适量的家务和进行体育锻炼。

（8）自我实现法。生儿育女只是女性自我价值实现的一种方式，但绝不是唯一的方式，所以不要忘了还有其他自我实现的潜力和需要。在产假期间关注一下自己擅长的事业，产假结束后会有改头换面的新形象。

（9）食疗。产后抑郁与生理变化造成的营养失衡有关，如锰、镁、铁、维生素B、维生素B_2等摄取不足，会影响心理状态。产妇应多摄取含有以上营养丰富的食物，例如粗粮、全麦、核桃、花生、马铃薯、大豆、葵花籽、新鲜绿叶蔬菜、海产品、蘑菇及动物肝脏等食物，并注意食物要多样化。

2.药物干预

严重抑郁症、反复发作性抑郁症，应在医生指导下及时采用抗抑郁药治疗。常用的抗抑郁药有安非他酮、马普替林、米帕明、去甲替林和帕罗西汀等。其中，米氮平、曲唑酮等对胎儿相对较为安全。

3.物理干预

低频重复性经颅磁刺激对孕期抑郁症有较好的疗效，且对孕妇和胎儿无明显不良反应。

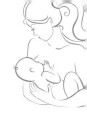

附录
中国3岁以下儿童生长发育参照标准表（2009版）

表1　　　　　　　　3岁以下男童身高（长）标准值（单位：cm）

年龄	月龄	-3SD	-2SD	-1SD	中位数	+1SD	+2SD	+3SD
出生	0	45.2	46.9	48.6	50.4	52.2	54.0	55.8
	1	48.7	50.7	52.7	54.8	56.9	59.0	61.2
	2	52.2	54.3	56.5	58.7	61.0	63.3	65.7
	3	55.3	57.5	59.7	62.0	64.3	66.6	69.0
	4	57.9	60.1	62.3	64.6	66.9	69.3	71.7
	5	59.9	62.1	64.4	66.7	69.1	71.5	73.9
	6	61.4	63.7	66.0	68.4	70.8	73.3	75.8
	7	62.7	65.0	67.4	69.8	72.3	74.8	77.4
	8	63.9	66.3	68.7	71.2	73.7	76.3	78.9
	9	65.2	67.6	70.1	72.6	75.2	77.8	80.5
	10	66.4	68.9	71.4	74.0	76.6	79.3	82.1
	11	67.5	70.1	72.7	75.3	78.0	80.8	83.6
1岁	12	68.6	71.2	73.8	76.5	79.3	82.1	85.0
	15	71.2	74.0	76.9	79.8	82.8	85.8	88.9
	18	73.6	76.6	79.6	82.7	85.8	89.1	92.4
	21	76.0	79.1	82.3	85.6	89.0	92.4	95.9
2岁	24	78.3	81.6	85.1	88.5	92.1	95.8	99.5
	27	80.5	83.9	87.5	91.1	94.8	98.6	102.5
	30	82.4	85.9	89.6	93.3	97.1	101.0	105.0
	33	84.4	88.0	91.6	95.4	99.3	103.2	107.2
3岁	36	86.3	90.0	93.7	97.5	101.4	105.3	109.4

注：表中3岁前为身长，3岁及3岁后为身高。

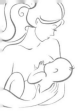

表2　　　　　　　　3岁以下女童身高（长）标准值（单位：cm）

年龄	月龄	-3SD	-2SD	-1SD	中位数	+1SD	+2SD	+3SD
出生	0	44.7	46.4	48.0	49.7	51.4	53.2	55.0
	1	47.9	49.8	51.7	53.7	55.7	57.8	59.9
	2	51.1	53.2	55.3	57.4	59.6	61.8	64.1
	3	54.2	56.3	58.4	60.6	62.8	65.1	67.5
	4	56.7	58.8	61.0	63.1	65.4	67.7	70.0
	5	58.6	60.8	62.9	65.2	67.4	69.8	72.1
	6	60.1	62.3	64.5	66.8	69.1	71.5	74.0
	7	61.3	63.6	65.9	68.2	70.6	73.1	75.6
	8	62.5	64.8	67.2	69.6	72.1	74.7	77.3
	9	63.7	66.1	68.5	71.0	73.6	76.2	78.9
	10	64.9	67.3	69.8	72.4	75.0	77.7	80.5
	11	66.1	68.6	71.1	73.7	76.4	79.2	82.0
1岁	12	67.2	69.7	72.3	75.0	77.7	80.5	83.4
	15	70.2	72.9	75.6	78.5	81.4	84.3	87.4
	18	72.8	75.6	78.5	81.5	84.6	87.7	91.0
	21	75.1	78.1	81.2	84.4	87.7	91.1	94.5
2岁	24	77.3	80.5	83.8	87.2	90.7	94.3	98.0
	27	79.3	82.7	86.2	89.8	93.5	97.3	101.2
	30	81.4	84.8	88.4	92.1	95.9	99.8	103.8
	33	83.4	86.9	90.5	94.3	98.1	102.0	106.1
3岁	36	85.4	88.9	92.5	96.3	100.1	104.1	108.1

注：表中3岁前为身长，3岁及3岁后为身高。

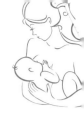

表3 　　　　　　　3岁以下男童体重标准值（单位：kg）

年龄	月龄	-3SD	-2SD	-1SD	中位数	+1SD	+2SD	+3SD
出生	0	2.26	2.58	2.93	3.32	3.73	4.18	4.66
	1	3.09	3.52	3.99	4.51	5.07	5.67	6.33
	2	3.94	4.47	5.05	5.68	6.38	7.14	7.97
	3	4.69	5.29	5.97	6.70	7.51	8.40	9.37
	4	5.25	5.91	6.64	7.45	8.34	9.32	10.39
	5	5.66	6.36	7.14	8.00	8.95	9.99	11.15
	6	5.97	6.70	7.51	8.41	9.41	10.50	11.72
	7	6.24	6.99	7.83	8.76	9.79	10.93	12.20
	8	6.46	7.23	8.09	9.05	10.11	11.29	12.60
	9	6.67	7.46	8.35	9.33	10.42	11.64	12.99
	10	6.86	7.67	8.58	9.58	10.71	11.95	13.34
	11	7.04	7.87	8.80	9.83	10.98	12.26	13.68
1岁	12	7.21	8.06	9.00	10.05	11.23	12.54	14.00
	15	7.68	8.57	9.57	10.68	11.93	13.32	14.88
	18	8.13	9.07	10.12	11.29	12.61	14.09	15.75
	21	8.61	9.59	10.69	11.93	13.33	14.90	16.66
2岁	24	9.06	10.09	11.24	12.54	14.01	15.67	17.54
	27	9.47	10.54	11.75	13.11	14.64	16.38	18.36
	30	9.86	10.97	12.22	13.64	15.24	17.06	19.13
	33	10.24	11.39	12.68	14.15	15.82	17.72	19.89
3岁	36	10.61	11.79	13.13	14.65	16.39	18.37	20.64

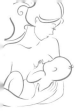

表4　　　　　　　　　　3 岁以下女童体重标准值（单位：kg）

年龄	月龄	-3SD	-2SD	-1SD	中位数	+1SD	+2SD	+3SD
出生	0	2.26	2.54	2.85	3.21	3.63	4.10	4.65
	1	2.98	3.33	3.74	4.20	4.74	5.35	6.05
	2	3.72	4.15	4.65	5.21	5.86	6.60	7.46
	3	4.40	4.90	5.47	6.13	6.87	7.73	8.71
	4	4.93	5.48	6.11	6.83	7.65	8.59	9.66
	5	5.33	5.92	6.59	7.36	8.23	9.23	10.38
	6	5.64	6.26	6.96	7.77	8.68	9.73	10.93
	7	5.90	6.55	7.28	8.11	9.06	10.15	11.40
	8	6.13	6.79	7.55	8.41	9.39	10.51	11.80
	9	6.34	7.03	7.81	8.69	9.70	10.86	12.18
	10	6.53	7.23	8.03	8.94	9.98	11.16	12.52
	11	6.71	7.43	8.25	9.18	10.24	11.46	12.85
1 岁	12	6.87	7.61	8.45	9.40	10.48	11.73	13.15
	15	7.34	8.12	9.01	10.02	11.18	12.50	14.02
	18	7.79	8.63	9.57	10.65	11.88	13.29	14.90
	21	8.26	9.15	10.15	11.30	12.61	14.12	15.85
2 岁	24	8.70	9.64	10.70	11.92	13.31	14.92	16.77
	27	9.10	10.09	11.21	12.50	13.97	15.67	17.63
	30	9.48	10.52	11.70	13.05	14.60	16.39	18.47
	33	9.86	10.94	12.18	13.59	15.22	17.11	19.29
3 岁	36	10.23	11.36	12.65	14.13	15.83	17.81	20.10